不能に勃つ
ムスコのこと
男性ホルモンと勃起力の強化書

川口友万・著
久末伸一・監修

平原社

はじめに

「これ、どっちがオスでどっちがメスだと思います？」

見せられたのは、薄汚い犬のような生き物が数頭、集まって立っている写真である。

ハイエナ？

「ブチハイエナです」

メンズヘルスの話を聞きに来たのに、ブチハイエナ？

久末伸一医師に会ったのは、数年前、私が男性向け健康雑誌を作った時のことだ。

熟女AV女優の北条麻紀と最高齢男優の撮り下ろしAVが付録に付いているムックで、ご想像の通りの〝男性向け〟の健康である。

それ以前に私は『媚薬の真相』（データハウス）、『飛び出せ男の科学くん』（ぶんか社）

ブチハイエナ

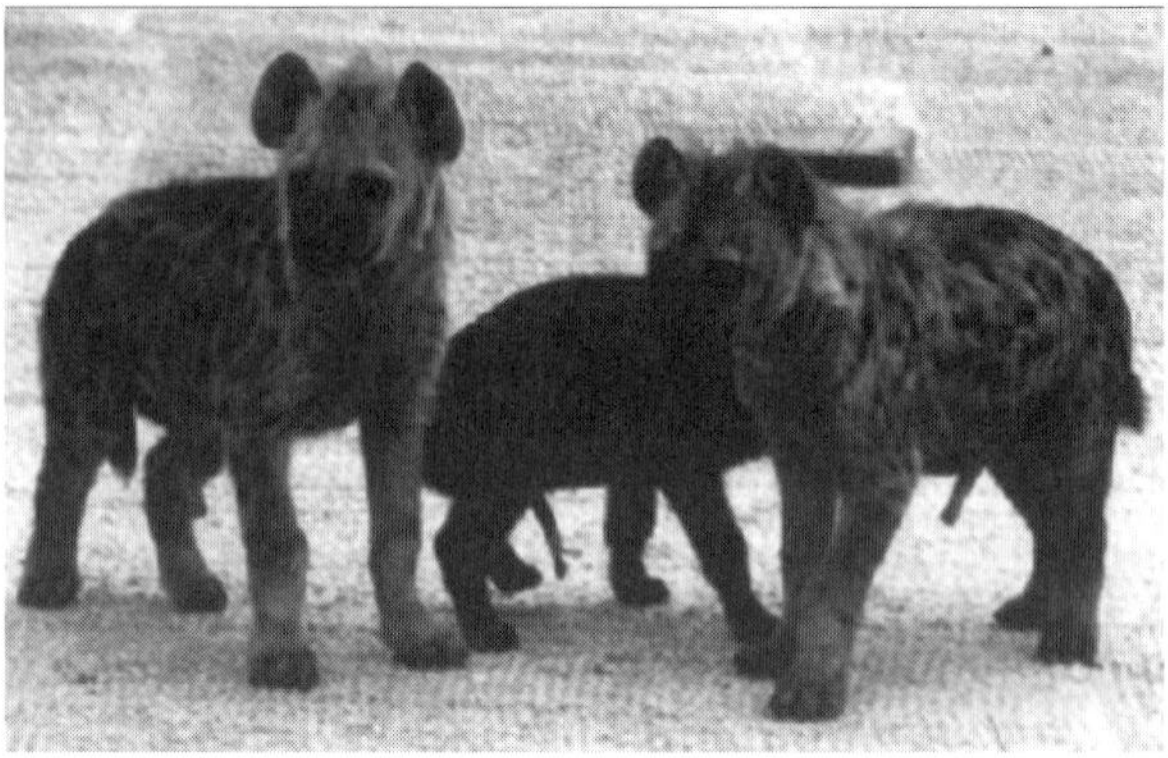

Glickman et al. Horm&Behav 2005

ブチハイエナはメスにもペニス状の器官があり、外形からオスメスの違いはほとんどわからない

という本を出しており、マムシ酒を飲んだり、植毛したり、レーザーで顔を焼いたりしていた。だからといって、どこかのお医者さんのように、60才なのに30才にしか見えない！とはまったくかけらもなっていないところが貧乏人の辛さである。アンチエイジングを本気でやるには、何よりもカネと気持ちの余裕が必要なのだ。

久末医師は超元気でパワフルで、絵に描いたようなメンズヘルスの医師なのだった。そして話がめちゃめちゃ面白かった。

前回はマラソン選手はEDになる話（鍛えればいいというものではないらしい）やネズミは4回で相手に飽きる話（文中でも紹介し

ているが、浮気には生物学的な理由があるのだ）で笑わせてもらった。

今回、久しぶりに会ったのだが、いきなりハイエナ？

アソコがなくてナニが大変なことに！

「陰茎というか陰部を拡大して見ると、これがメスです、これがオスです」

……♪か〜ぜもないのにぶ〜らぶら。

いっしょじゃないですか。どっちのご本尊もご立派ですよ？

「一緒なんですよ。メスの方も陰茎が勃起します。膣はないんです」

オスにもメスにも陰茎がある？　ちょっと待って、先生。

哺乳類ですよね？　メスなのに陰茎って意味なくないですか。ありえないでしょ、
メスなんだから。あるんですか？　あるんだ……大自然、恐るべしですね。男のムス
メならぬムスメが男。

あれ？　膣がないって、合体はどうするんです？　できませんよね？

そこなんです、と久末医師。

「どうやって子供を作ると思います？」

だって膣がないんでしょ？　昆虫だとお腹にペニスを突き刺してねじこむって恐怖のパターンがありますけどね。トコジラミでしたっけ。でもハイエナは哺乳類ですからね。そんなことしたら即死ですよね。

「実は、オスのペニスをメスのペニスに入れるんです」

ナニに何を入れるんですって？　ナニを入れる？

「メスのペニスは性交の時、後ろを向くんです。で、そこにオスのペニスが挿入されます。それで性交して、実は子宮も産道もこの奥にあります」

尿道セックス……想像しなきゃよかった。違う意味で即死ですね。

「メスのペニスというのは、左図のようにすごく長い通り道になってて、子宮と膀胱が一緒の通り道なんです。おしっこもするし、赤ちゃんもこの子宮の中で生きます。ところが、ここでできた赤ちゃんは、どうやって出てくると思います？　この尿道を

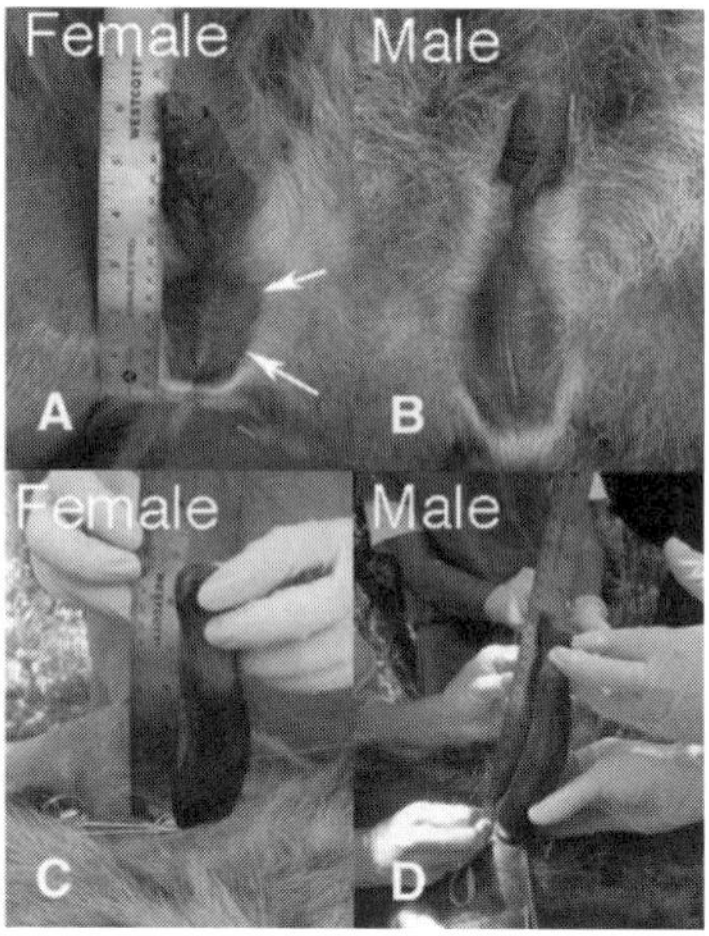

メスブチハイエナの外陰部は顕著な男性化を示す

ブチハイエナのメスは、外陰部筒状に融合、膣自体を塞いでいる

Baskin et al. J.Urol.2006

単一の尿生殖路から排尿、性交、出産を行う

ブチハイエナのメスには産道すらなく、赤ん坊はペニス状の器官から出産する

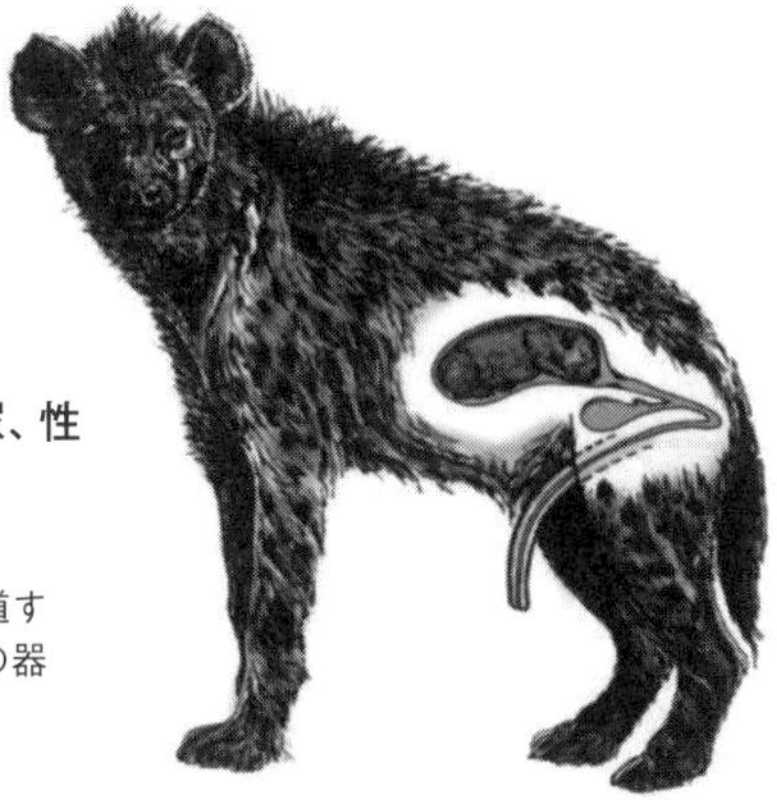

Glickman et al. Horm&Behav 2005

通って出てくるんです」

それ、尿道なんですか？

「尿道と産道が一緒になってる」

尿道と産道？　道しか合ってない。

「ブチハイエナの4割、死産ですよ。考えてください。自分の陰茎から赤ちゃんが出てくるんですよ？　想像を絶する痛さだと思うんですけど。神様がなんでこんなことをしたのかとほんとに不思議なんですけど」

知り合いの漫画家が『天地創造デザイン部』という、天使たちがへんてこな生き物をデザインする話を書いていますけど、ブチハイエナはまだネタになってないな。教えてやろう。

しかしそんな拷問みたいな進化に理由はあるんですか？

「たぶんですが、メスが強いからなんですよ。ブチハイエナのメスはオスより体が大きいんです。アゴの力もメスのほうが圧倒的に強いです。それでだと思いますが、群れのリーダーは必ずメスなんです。ライオンキングって劇見たことあります？　ライオンキングにハイエナが出てくるんです。あれがブチハイエナかどうかは別として、あれもリーダーが実はメスなんです、ブチハイエナのリーダーは必ずメス。男性は踏みつけられてます。獲物を捕ったり、戦ったりするのは全部メスです。本来オスがやる仕事というのを、ブチハイエナはメスがやってる」

それで体がオス化してしまったのか。だからって膣をなくさなくても。というか陰茎から出産なんて、ミラクルにリスキーな挑戦しなくても。

「ただ納得がいくところもちょっとあるんですよ。アメリカに留学してる時に、アメリカの女子学生に、『君たちね、ブチハイエナってこんな痛い思いして、性交の時も、赤ちゃんを産む時もすごい大変な思いをするけど、生まれ変わるならどっちがいい?』と言ったら、アメリカの女子学生は、8割くらいはブチハイエナに生まれ変わりたいって言ってました。あちらの女性の8割くらいは、男性に勝ちたいと思っているんですね」

ちゃんと膣がなくて、尿道から子供産むって説明したんですか? したの? それでもブチハイエナのメスがいいの?

男に勝つ勝たない以前に、想像力が足りないだけじゃないのか。尿道だぞ、尿道。

「日本の学生はその辺りは謙虚です。でも医学部とかになると、2割くらいの子は、ブチハイエナに生まれ変わりたいと言ってました。8割は人間でいいですって言ってましたけどね」

男に勝つために、私は男になる！　と進化したのがブチハイエナ。

なんとも深い男女の世界。

こうなってくるとよくわからなくなってくる。

男ってなんだ？

目覚めないムスコも目をさます、メンズヘルス

髪は女の命である。では男の命は何か？

ブチハイエナのメスが膣を捨てても、ブチハイエナのオスは陰茎を捨てなかった。

弱っちくてメスに獲物を分けてもらう、役立たずのろくでなしになっても、陰茎だけは捨てなかった。

だから。

男が男であるアイデンティティを最後に求めるのはムスコなのだ。男とはムスコ、ムスコすなわち男。相手がどれほどの金持ちであっても、ムスコが小さかったらどうか？　圧勝ではないか。

いつも怒鳴っている部長や専務とトイレで並んだ時、自分の黒部ダムの放水に比べ、彼らが閉め忘れた公園の水道のごときしたたりであったなら、どんな罵倒もどこ吹く風であろう。

そんな大事な男の砦、あなたのムスコが朝になっても起き上がらず、死んだように縮こまっていたら、これは人生における大事件である。

まして、いざ鎌倉というのにムスコがいまだ熟睡、どうするのか。マムシ酒を飲み、どこぞの南洋の植物の粉末を飲み、ニンニクを食べ、それでも何とも目覚める気配がなかったら？　白雪姫だってキスされれば目が覚めるのに、うちのムスコときたら、キスより何倍もすごいことをされてもまったく目覚めないのだ。

ムスコが危篤なのである。これはもう医者に行くしかない。しかし、何病院の何科へ行けばいいのか？

薬を飲むのだから内科なのか、それとも内科は内科でも心療内科か。ホルモン関係の病気は女性はレディスクリニックか産婦人科だが、男の場合は？

それさえもわからないのが男である。男は自分の体に対する意識が低いのだ。

正解は泌尿器科。久末医師の専門分野だ。

男性特有の健康を総じてメンズヘルスと呼ぶ。

男性ホルモンが減少すると下半身のトラブルが発生する。

勃起不全＝ＥＤから早漏、中折れ、すべては同じ原因だ。グラデーションのように悪化していくプロセスに過ぎない。そこには男性ホルモンとそれが体に及ぼす作用が深く関わっている。

男性ホルモンの分泌が正常なのに勃たない時は、血管に深刻なトラブルがある。勃起は血流であり、勃起できないとは血流が流れていないということなのだ。

具体的に、いかに対処すればいいのか？　それはただ下半身だけの話ではない。男性ホルモンの減少によって引き起こされるのは、勃起障害に性機能障害、前立腺ガン、メタボリック症候群、さらに動脈硬化や高脂血症など男性に特化した健康状態を診ることもできる。

たかが勃起、されど勃起。

脳から亀頭の先っぽまで、男性ホルモンは全身にくまなく影響し、心と体の健康を保っている。不足すれば、ただEDにとどまらず、やる気を失わせ、うつ病を引き起こす。男性ホルモンが十分なのに勃起しないとすれば、糖尿病か動脈硬化か、何らかの深刻な血管の病気にかかっている可能性があるのだ。

これを診断し、適切に治療するのがメンズヘルス、泌尿器科の仕事である。

もっとも身近で、もっとも手にしているくせに、もっとも知らないムスコの世界。

久末医師をガイドに、男が知らない下半身という深山へ濃厚に分け入っていきたい。

第1章 男の健康を考える

第2章 冴えないムスコを治療する

第1章

男の健康を考える

初体験のトラウマと血管障害

勃起障害と聞くと40代以上の悩みだと思う。やりたい盛りの20代や余裕の30代なのにＥＤ？　あまりピンと来ない。

しかしそれは違うのだと久末医師。久末医師の下を訪れる患者の年齢層は、20代から80代まで幅広い。

「若い方ですと23～24才ぐらいの性的活動期の始まったであろう年代の人から、86～87才くらいの方の相談を受けたことがあります」

性的活動期でも、ダメになる人はいるのだ。

勃起障害が起きる理由は大きく２つ。心因性と血管障害だ。

人間の体には、緊張を引き起こす交感神経とリラックスを生み出す副交感神経という２つの自律神経がある。若いながら勃起しない人は、心が原因の場合がほとんどだという。

「若い方は性的な経験も少ないので、うまく勃起ができない。勃起とは基本的に、交感神経と副交感神経のうちの、副交感神経で起こるものです。ところが、あまりに緊張すると交感神経が高ぶってしまい、副交感神経がうまく働かなくなります。初めての性交の時にすごく緊張して勃たなかった、以前の性交の時にうまくいかなかった、そうしたことがトラウマのように蘇ってきて交感神経が高ぶってしまう。その結果、勃起できない。そうした心因性の勃起障害というのが若い方では多い」

若い男はナイーブなのだ。

「年を取ると増えてくるのが、血管性の勃起障害です。ほぼ8割は血管性の勃起障害ですね」

これはソフトではなくハードの問題。純粋な機能障害である。

「動脈硬化が原因で起こってくる。他に性腺機能低下症に伴った勃起障害もあります。特殊なものとしては、糖尿病の末期で末梢神経の働きがうまくいかなくなって勃起しなくなることがあります」

前立腺の手術で神経が傷つき、勃起しなくなるというパターンも少なからずあるそうだ。

陰茎から始まる心筋梗塞

「全身性の血管病変というのは、陰茎から始まるんです」

どういうことか？

臓器によって動脈の太さは決まっている。

心臓を取り巻いてる冠動脈という血管は3～4ミリ、内頚動脈という脳につながる一番太い動脈はおよそ6ミリ、足の大腿動脈というのが約8ミリだ。そして陰茎の動脈は、だいたい2ミリと細い。

動脈硬化が始まった時に、最初にどこが詰まりやすいのかといえば、太いところより狭いところのほうが詰まりやすい。つまり陰茎の動脈が一番先に詰まる可能性が高いのだ。

陰茎の動脈が原因で起きる勃起障害は、動脈がコレステロールなどで詰まって起きる。その同じことが、いずれは心臓でも起きる。

勃起不全は心筋梗塞の前兆ということになるわけだ。

「通常は狭心症発作と言って、何回か胸が痛くなったりして、何かおかしいなと思っているうちにだんだん痛みの間隔が狭くなり、心臓の動脈が詰まって死んでしまうんです」

痛みがあるから薬を飲んだり、食事制限をして血管を正常に戻すことができる。

しかし自覚がなかったら？　痛みも何も感じなかったら？

「最近は無症候性の心筋梗塞で亡くなる方ってけっこう多いんです。症状がなく、いきなり胸がうっとなって、バタッと倒れて死んじゃう」

いきなり心筋梗塞で死んでしまうのだ。

原因は糖尿病だ。

「糖尿病の患者では、末梢神経が働いてない場合が多い。神経の働きが鈍いので痛みを感じない。痛くないので、狭心症発作が起こっても全然気にしない。それで心臓が突然詰まってしまって死んでしまうというパターンが多い」

糖尿病で勃起障害の人は動脈硬化の可能性が高く、自覚症状がない分、症状が進んでいる可能性が高い。

そこで久末医師は泌尿器科に来た患者のうち、糖尿病と診断されている方の血管を調べることにした。

「糖尿病の患者さんで勃起障害があると僕の外来にいらっしゃった患者さんに、念のためにＣＴ検査（Ｘ線を使って体の内部を撮影する検査。コンピューター断層撮影法（Computed Tomography）の略）を受けてもらったんです」

以前は心臓の周りの冠動脈を撮影するには、心臓の動脈にカテーテルという細い管を入れる必要があり、簡単に検査できるものではなかった。今は非常に高精細で、血流の流れも撮影できる最新式のＣＴがあり、血管の中にカテーテルという管を入れずに血管の様子を撮影することができる。体の負担もなく、手軽に検査できるのだ。

久末医師は、こうした患者に心臓の冠動脈が狭い人がいるだろうとは思っていたが、想像以上だった。

「最初はせいぜいいって２～３割ぐらいだろうなくらいに思ったんですけど、なんと７割の人が心臓の冠動脈が狭くなっていたんです」

陰茎海綿体と尿道海綿体

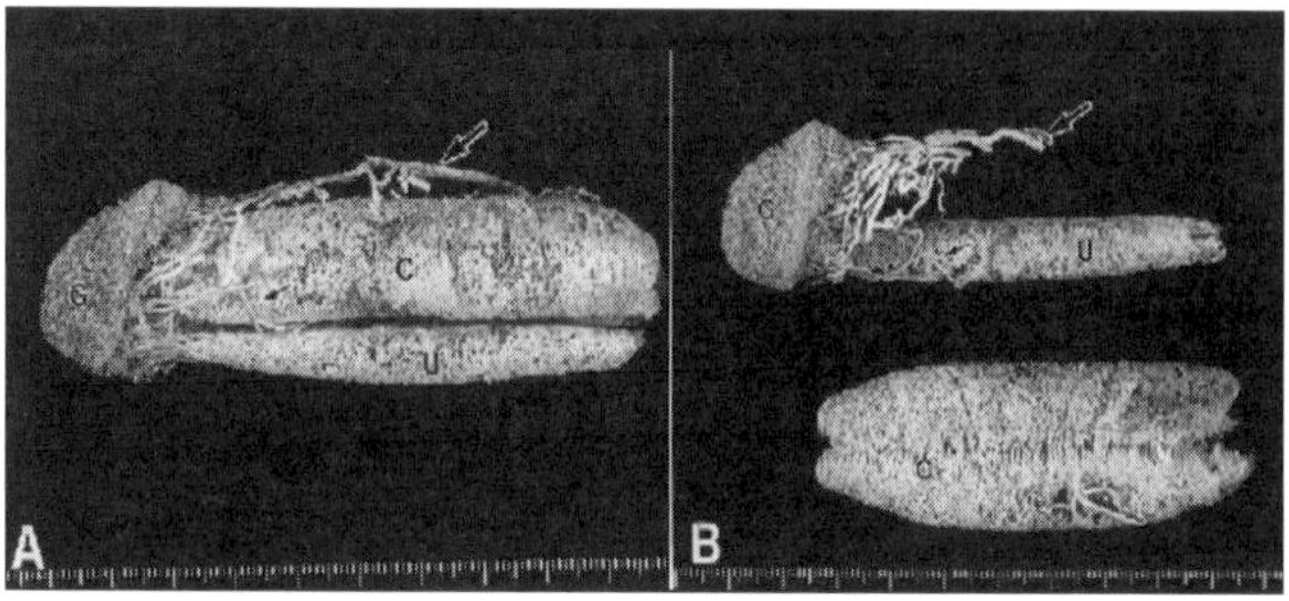

陰茎のＭＲＩ画像。血管の塊でできているのがわかる

心臓の冠動脈が狭くなっていれば、当然、血流は滞り、さらに進めば狭心症、心筋梗塞とより重大な病気につながっていく。

勃起できずに命拾い

「その人たちはまったく心臓の症状もないし、心臓の検査も受けたことがないという人たちなんです。さらにその半分の人は、70％狭窄という重度の狭窄だったんです」

血管の70％が詰まってしまい、たった30％しか開いてないという状態なのだ。体にまともに血液が流れていない。そういう重症患者が7割のうちの半分を占めていた。

「なおかつ、20人中の2人、つまり10％の人は、90％狭窄でした。これは僕と話してるうちに、いきなり詰まってバタッと倒れてもおかしくないレベルなんです。死ぬってことです。死ぬ直前の人たちが2人もいて、本人にまったく自覚症状がないんです」

信じられないことに、心臓に血液がほとんど流れていないのだ。爆弾を抱えているようなものである。それなのにまるで自覚していない。痛みも感じていない。

「冠動脈が90％狭窄というのは、即座に処置をしないと危ない。しかし90％も狭窄してると、普通の拡張ができない。ロータブレーターというドリルで詰まった血管に穴を開けて、広げて、そこにステントを入れるという方法しかないんです。そんな手術をして、2人は命が助かったんです」

そもそもこの人たちは久末医師に勃起障害の相談に来ていたわけで、心臓病のことなど毛ほども心配していなかったのだ。久末医師が機転を利かせて血管の検査をしたおかげで、血管が詰まってしまう前に治療を受けることができた。

勃たずに命拾いをしたわけだ。まさに怪我の功名である。

冠動脈狭窄率とMDCTによる冠動脈狭窄率

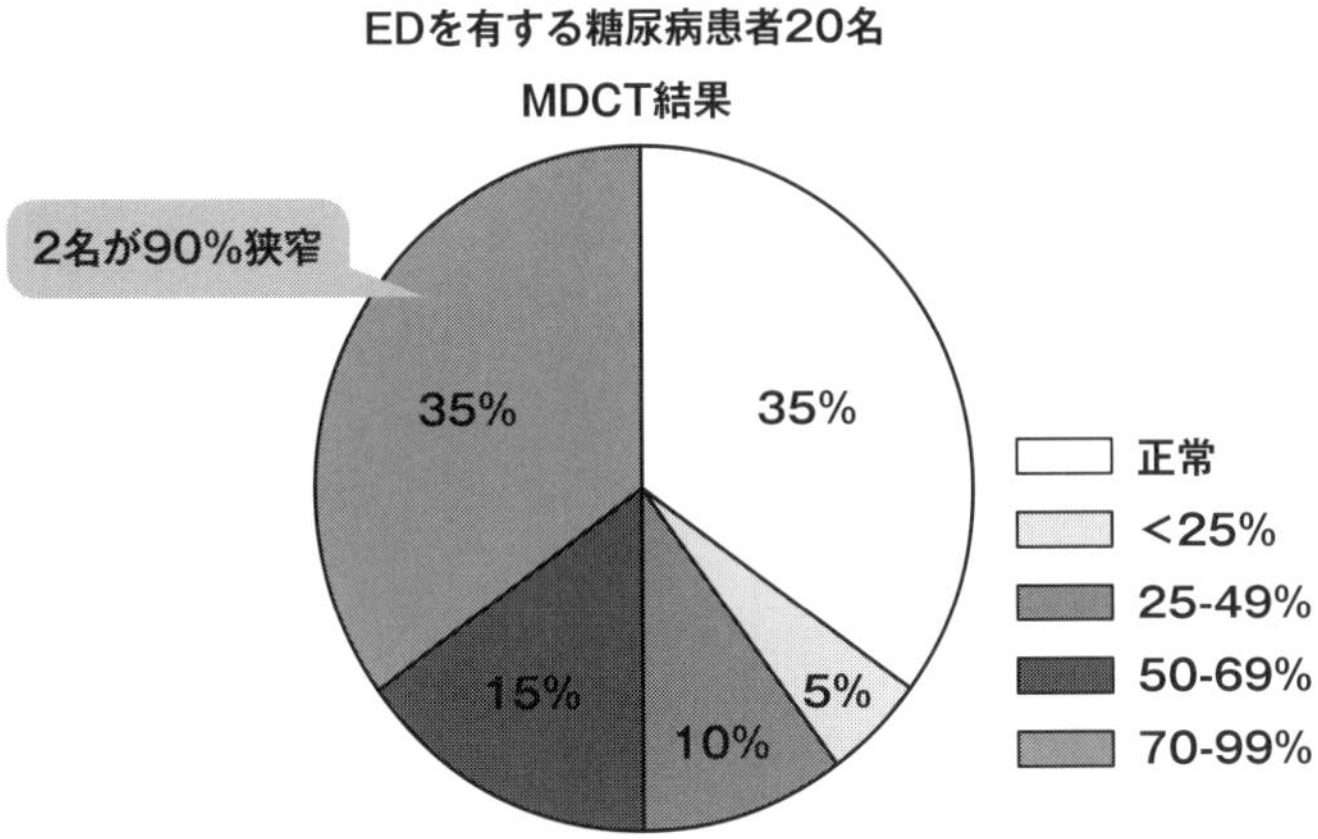

Abdelhamed,Hisasue et al.SMOA 2016 in press

狭心症と糖尿病の関係。血管の狭窄度の高い患者が多く、手術が必要な場合も

「勃起障害の診療をしていて、僕は今まで一回も命の恩人ですって言われたことないんですけど、その2人には命の恩人ですって言われました」

高齢になり、動脈硬化が進むにつれて、陰茎の血管もだんだん狭くなってくる。それが原因で勃起がしづらくなってくる。そうした血管性の勃起障害は、勃起のみならず血管全体の病変を指し示す確率が高い。

勃起できない時は、ムスコではなく親の命が尽き始めているのである。

陰茎の深呼吸

勃起するしない以前に、その気が起こらない、異性に興味が持てない、いわゆる性欲減退。セックスへの渇きが消えてしまうのだ。そんなことがあるなんて、高校生や大学生の時には考えられなかった。

なぜやる気がなくなってしまうのか？

「男性ホルモンの低下を一番に疑います。もちろん勃起とも関係があります。男性ホルモン低下の一番最初のサインは、性欲の減退もですが、一番わかりやすいのが朝立ちなんですよね。男性ホルモンが下がってくると、朝立ちが減ってきます」

通常、朝立ちは寝ている間に3〜4回は起きる。

「陰茎というのは酸素が重要な臓器なので、血液を呼び込んで臓器の酸素化を図るんです。生理的現象として、自然に勃起する。これは『陰茎の深呼吸』と言われています。睡眠中にも3回から4回、勃起しているんです」

睡眠はレム睡眠とノンレム睡眠という浅い眠りと深い眠りが周期的に訪れる。

深い眠り＝ノンレム睡眠の後に、夢を見る浅い眠り＝レム睡眠に切り替わる。レムはＲＥＭ＝Rapid Eye Movementで、レム睡眠時にはその名前の通りに目がぐるぐる動く。この間に夢を見ていると言われている。

睡眠時勃起が起きるのは、レム睡眠の間だ。男性ホルモンもその時に分泌されているらしい。それによって勃起が起こるようになっているのだ。寝ている間に陰茎は深呼吸を繰り返しているのである。

男性ホルモンの分泌量が下がってくると、夜間の睡眠時勃起も起きなくなってくる。

「朝立ちというのは実は夜間に起こっています。だいたい人間の起きる時間って決まってるじゃないですか？　僕は朝6時くらいに起きるんですが、6時ぐらいに朝立ちが起きるんですね。ちょうど眠りが浅い時に勃つようになってますから、ちょうどその時間にレム睡眠が合わせてくるんですよ。そこで目が覚めるんです」

朝立ちは夜に起きる。意外である。

男性ホルモンは長生きホルモン

男性ホルモンの分泌が低下することは、ただ勃起力が弱くなるにとどまらない。まさに命にかかわる非常に深刻な事態を意味する。

久末医師は言う。

「男性ホルモンは、長生きホルモンと言われています。トータルモータリティ（total mortality）、全死亡率を出してみると、男性ホルモンが高い人のほうが長生きなんです。圧倒的に、明らかに、高い人のほうが長生きなんですね」

男性ホルモンは寿命を延ばす！

男性ホルモンの働きは非常に幅広い。男性ホルモンの値が下がってくると、

・血圧が高くなる
・動脈硬化が起こりやすくなる
・体脂肪率が増える
・骨がもろくなる

テストステロンは長寿ホルモン

40-79歳　2314／11606例　6-10年フォロー

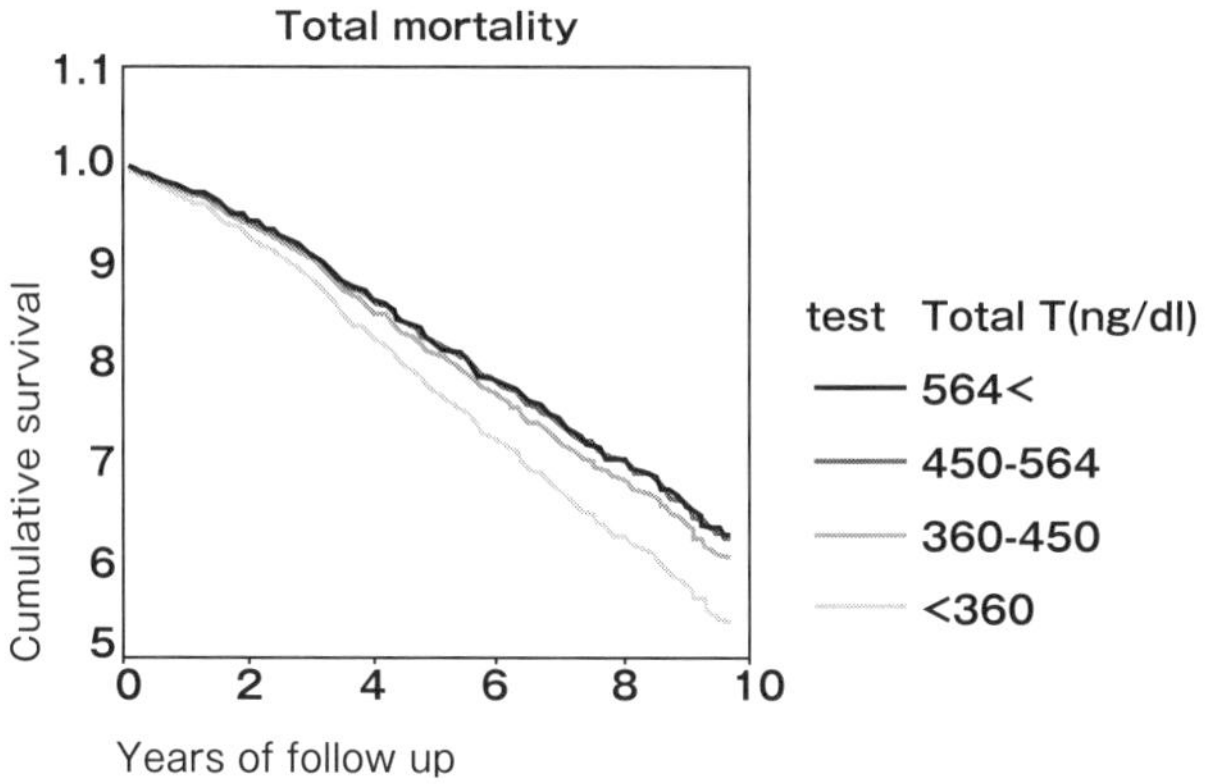

EPIC-Norfolk Population Study
Haw KT,et al. Circulation 116:2694-2701,2007.

男性ホルモンと寿命の関係。実線が男性ホルモンが高い集団。他よりも寿命が長い

ようするに生活習慣病全般が発症するのだ。

さらに、

「僕の研究なんですけど。男性ホルモンの分泌量が下がると、貧血にもなりやすくなって、肝機能も悪くなってきます。脂肪肝になってくる」

いいところ、なし。

男性ホルモンが女性ホルモンに変わる！

男性ホルモンが減ると骨がもろくな

る？　なぜ？

女性に骨粗しょう症が多い。なんと男性の4倍も多いのだそうだ。その理由は、閉経するためだ。閉経すると女性ホルモンの分泌が終わる。

骨は破砕細胞によって古い部分が壊され、骨芽細胞が新しい骨を作ることで、常に新しく丈夫な状態を保っている。女性ホルモンには破砕細胞をコントロールする働きがあり、破砕細胞が働き過ぎないように押さえている。

「ところが女性の場合は、女性ホルモンの分泌が、更年期とともにいきなりゼロになっちゃうんです」

閉経すると女性ホルモンが分泌されなくなるため、破砕細胞を抑えることができなくなる。そのために骨芽細胞が新しい骨を作るよりも早く骨が壊され、スカスカになってしまうのだ。

だから女性で骨粗しょう症になる人は極めて多い。閉経年令の50歳以降、骨粗しょう症にかかる割合はどんどん増えていく。しかし男性で骨粗しょう症にかかる人のことはあまり聞かない。

「実は男性ホルモンが低い人って、骨が減っている人が半分くらいもいるんです」

なんと。

男性の骨粗しょう症をあまり聞かないのは、女性に比べて数が圧倒的に少ないからで、男性だからと言ってもかからないわけではない。

しかし男性ホルモンが少ないと骨粗しょう症？　おかしくないか？　骨粗しょう症には、女性ホルモンが関わっているのではないのか？

「どうしてかと言うと、男性ホルモンは、実は色んなホルモンに変わるんです。僕は、〝忍者〟って呼んでるんですけど」

男性ホルモンのテストステロンは、アロマターゼという酵素で変換されると、エストロゲンという女性ホルモンに変わるのだそうだ。

男性ホルモンが女性ホルモンに変わる？

「だから男性の体の中にも、女性ホルモンであるエストロゲンは常時流れてるんです。それが骨に栄養を与えてくれている。男性の体の中の男性ホルモンは、下がりながらも残ってますから、必ずそのエストロゲンが作られるんです」

男性ホルモンから女性ホルモンが作られ、それによって骨の再生が図られる。

「男性が骨がずっと丈夫なのは、テストステロンのおかげなんです。テストステロンがあることによってエストロゲンに変換されて、それによって骨が丈夫だということなんです」

男性に骨粗しょう症が少ない理由は、閉経のように男性ホルモンがゼロになることがないからだ。女性は閉経でいきなり女性ホルモンの分泌がゼロになるが、男性の場合、加齢で男性ホルモンが減るといってもゼロになることはないからだ。

「女性ホルモンというのは、閉経前の女性のほうが男性より高いのは当たり前ですよね。ところが、高齢男性と閉経後女性を比べると、実は高齢男性のほうが高いんです。閉経後の女性よりも、女性ホルモンが多い」

もしかして、おじいさんとおばさんが区別つかなくなっていくのは、女性はエストロゲンがなくなって男性化し、男性はテストステロンがエストロゲンに転換されて、女性化してしまうからなのか？

「女性ホルモンというのは骨と脳に関係あるんです。脳も元気にしてくれるのが女性

加齢と性ホルモンの変化

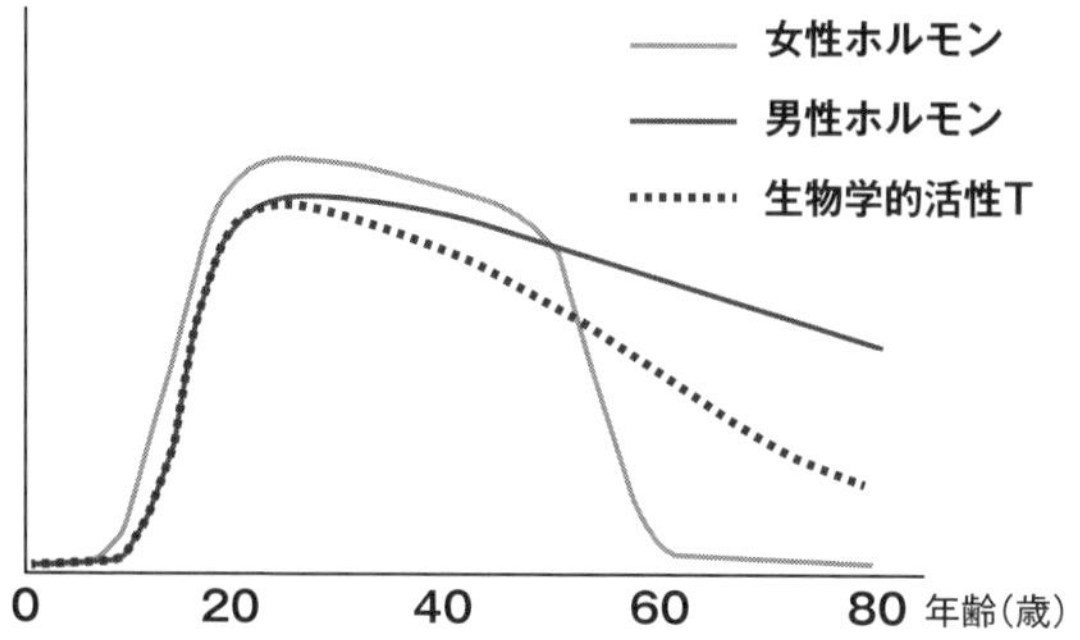

体で活躍できるテストステロンは実はすごいスピードで減っている。

加齢により低下する男性ホルモン。20代後半をピークに急激に低下する。女性は閉経と同時に女性ホルモンがほぼゼロに

男性外来受診患者の骨密度

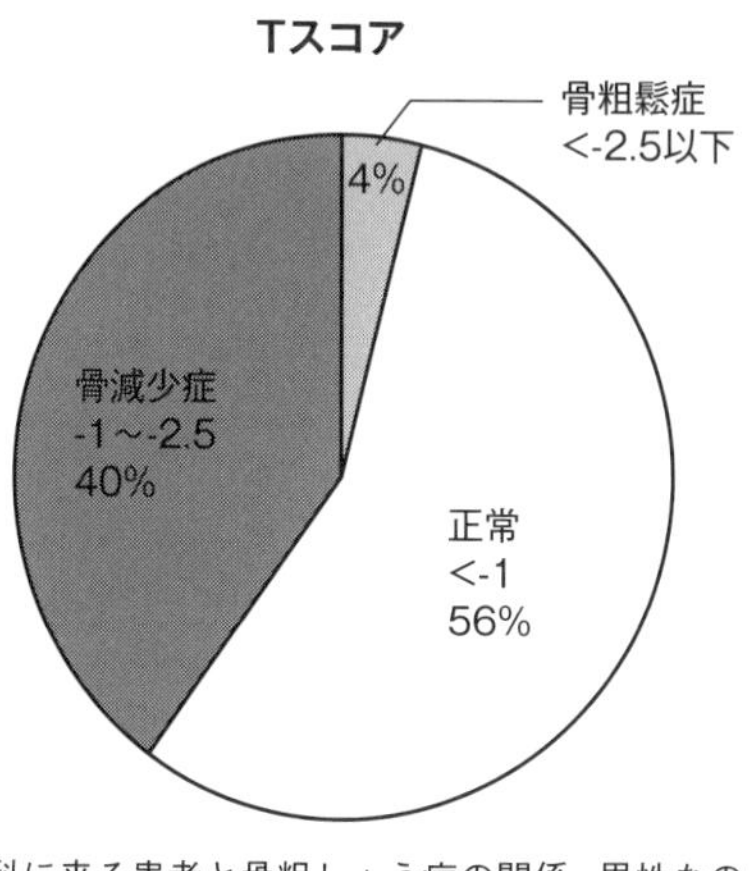

ＥＤで泌尿器科に来る患者と骨粗しょう症の関係。男性なのに、骨粗しょう症が半数近い

ホルモン。アルツハイマー病が女性に多いんですが、その理由は、女性ホルモンのせいじゃないか？　男性は男性ホルモンからずっと女性ホルモンが変換されて作られているので、それによって脳が守られて、アルツハイマーが少ないんじゃないかと言われてます。ただ、まだ賛否両論あって、はっきりとしたことは言えません」

いくら男性ホルモンがゆっくり減っていくとはいえ、絶対量が不足すれば、骨粗しょう症は発生する。その時はきっと骨粗しょう症だけではなく、他の生活習慣病やアルツハイマー病にも悩まされるだろう。

加齢とともに男性ホルモンが減り、それが原因でさまざまな病気が引き起こされる。

それはいわば男性の更年期なのではないか？

男性の更年期、LOH症候群

男性に更年期？

少し前まで、そんなことを言う医者はごくわずかだった。以前、私が心療内科に話を聞きに行った時、男性更年期とうつ病の関係を聞いたら、鼻で笑われた。ほんの7～8年前まで、そんなものは非常識なトンデモ学説だったのだ。

たしかに閉経しない男に更年期というのも、おかしな話だ。

しかし今、医療業界も男性ホルモンの低下が性と体と心の問題を引き起こすことを重要視するようになっている。男性の更年期はあるものとして対策すべきだという意見が多数出て、現在は男性特有の更年期症状を、加齢に伴う性腺機能低下症（＝Late Onset Hypogonadism syndrome）、略してＬＯＨ症候群と呼んでいる。

主に中高年男性に起こる病気で、全国に推計６００万人の潜在的な患者がいると考えられている。

女性の場合は閉経が更年期のサインだが、男性の場合はそうした明確なサインはない。だから気づきにくく、何歳頃からどのくらいの期間続くのか、個人差も大きい。

思春期を迎えると男性ホルモンが増え、筋肉質の体になるが、ＬＯＨ症候群ではその逆のことが起きる。筋肉が減り、代謝が落ち、脂肪がつきやすくなる。

男性ホルモンは重要なホルモン

男性更年期障害

- ▶うつ、気力の低下
- ▶メタボリック症候群
- ▶糖尿病
- ▶性機能低下
- ▶ほてり、発汗
- ▶不眠、痴呆

男性性更年期＝LOH症候群はさまざまな体の不調を引き起こす

心の面では、うつ症状が出始める。気力が落ち、睡眠障害が出て眠れなくなる。

日本は世界的に見ても自殺者が多い。若者の自殺はニュースになるが、中高年の自殺は話題にならない。だから若者がバタバタと飛び降りたり首を吊っているイメージがあるが、実際は中高年、しかも男性が過半を占めている。

一番多いのは40、50代で、男性は女性の4倍も自殺しやすい。うつ病の人口自体は女性の方が多いのだが、男の方があっさりと死ぬらしい。

原因は個々人にいろいろあるが、共通するのは加齢による男性ホルモンの低下

悩む日本男性

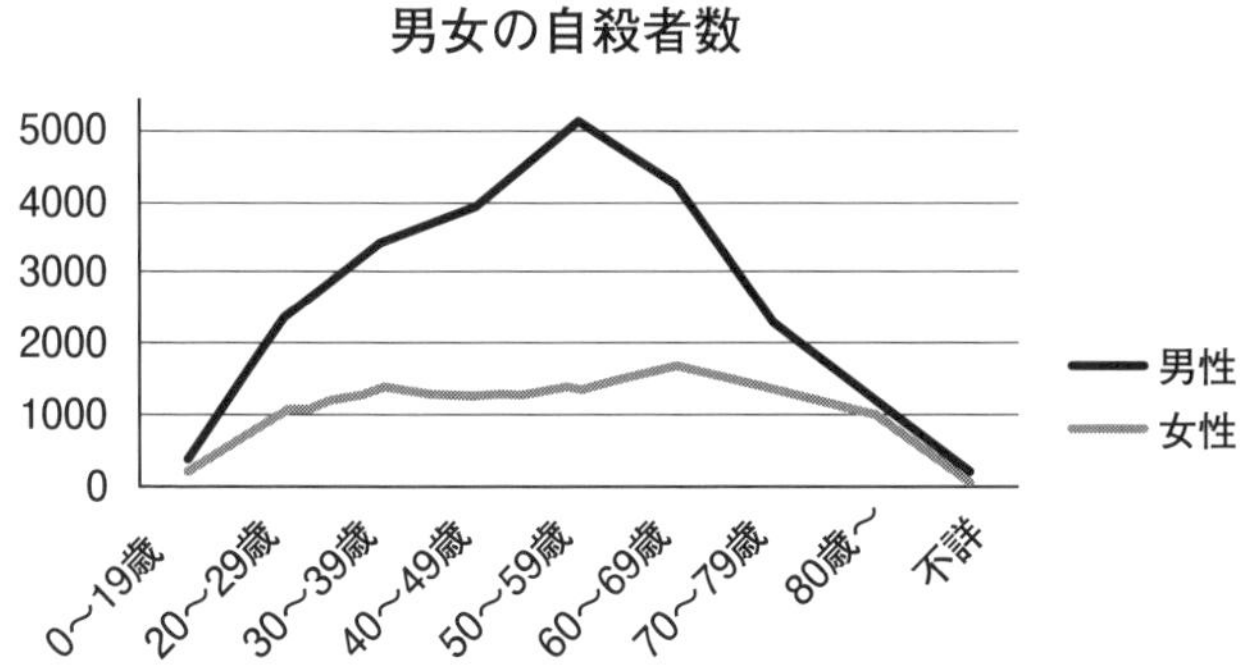

中年男性の自殺者が多い背景には、加齢による男性ホルモンの低下があると考えられる

だろうと言われている。トラブルが起きた時に、戦う元気がないのだ。

ＬＯＨ症候群の代表的な症状は、

・うつ、気力の低下
・メタボリック症候群
・糖尿病
・性機能低下
・ほてり、発汗
・不眠、痴呆

などになる。

単に下半身に元気がないだけの話ではなく、男性ホルモンが減ることは、心と体のすべての面に深く影響するのだ。

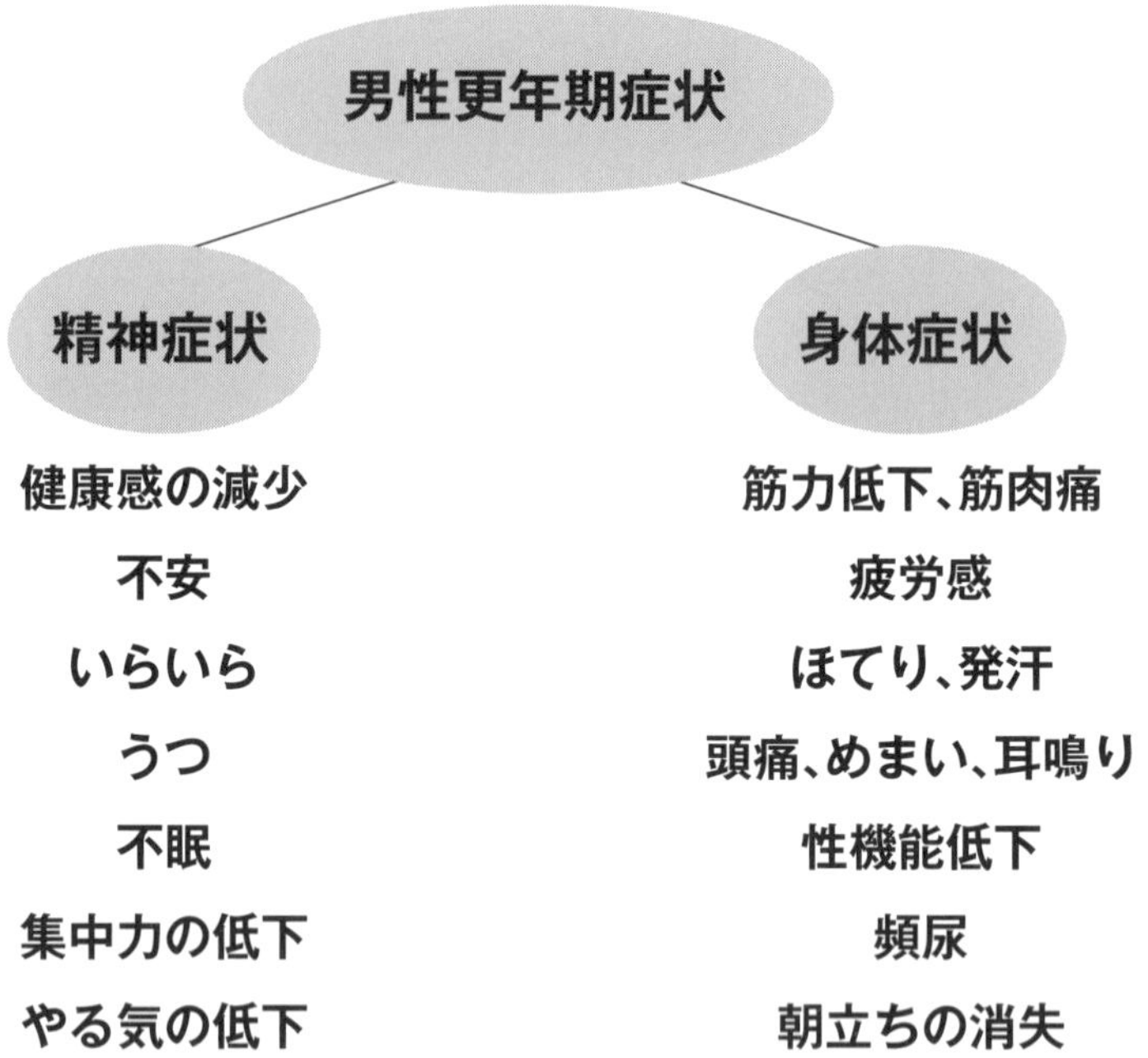

こうした兆候が出たら、LOH症候群の可能性がある。泌尿器科で男性ホルモン値を測定し、必要な治療を受けた方がいい

徹夜と飲酒で急低下するホルモン分泌

男性ホルモンの低下が起きる要因は加齢だけではない。加齢だけが原因なら、若いのにＥＤになることはありえない。

間違いなく男性ホルモン値を下げるのは睡眠不足だ。睡眠は非常に重要で、徹夜をした人は劇的にテストステロンが減少する。

「ラットの実験で、４日間寝かせずにいたら男性ホルモンのテストステロン値がほぼゼロになりました。その後、ラットを寝かせたんですが、恐ろしいことに、元に戻りませんでした。徹夜は非常に良くないですね」

徹夜をすると男性ホルモンがゼロに！　しかも元に戻らない！

若いから徹夜ができるというのは、逆に言えば男性ホルモンのストックがあるから可能なのであり、中高年の徹夜はＬＯＨ症候群にまっしぐら。男性ホルモンがゼロになるのだから、それは死にたくもなるだろう。

ストレスによって男性ホルモンが激減することがわかっているが、これにはストレスによる睡眠不足も関わっていると思われる。うつ病のはじまりは眠れなくなることからだ。

アルコールも良くない。

「夕食時にビールをコップ4杯飲んだグループと飲まないグループを比較したところ、前者はテストステロンが2割下がりました。またマウスにアルコールを好きなだけ飲ませたところ、翌日のテストステロンはほぼゼロになっていました」

酒豪を気取っている場合ではない。

酒を飲み過ぎるとゼロ！　男性ホルモンがゼロ！

飲んで勃たなくなるのは、このあたりも影響しているのか？

まだある。

「結婚したり、赤ちゃんができたりするとガクンと下がるというのがわかっています。これは人間だけじゃなくて他の動物でもそうなんですよ。つがいになる動物がいるんですけど、鳥類でも、ほ乳類でも、つがいになる動物というのは、つがいになった後にガーンと男性ホルモンが下がることがわかってます」

結婚が墓場というのは、これが理由か？

しかしなぜ結婚すると男性ホルモンの量が低下するのだろう？

「ほ乳類でも鳥類でも、つがいになる場合には都合がいいんですね。男性ホルモンが下がると、他の異性に興味がなくなりますので、自分の子供の面倒を見てくれたり、自分のことだけを見てくれるんです。外に飛び出していこうといったことが起こらなくなるので、メスにとってはすごくいいんです」

恐るべき種の保存戦略。

結婚した途端に、荒ぶる夜の帝王がマイホームパパに変わるのは、実は愛が理由ではなかった。男性ホルモンが減少したために、活動力が下がって元気がなくなってしまうからなのだ。

「奥さんにとってはすごく喜ばれるんです。性欲もなくなって浮気もしないし、外に出ていきたがらなくなるからずっと家に居てくれるし、実際、子供の面倒を見ると男性ホルモンが下がるということがわかっています」

イクメンは男性ホルモン値が下がってしまうのだ！

結婚、出産、テストステロン

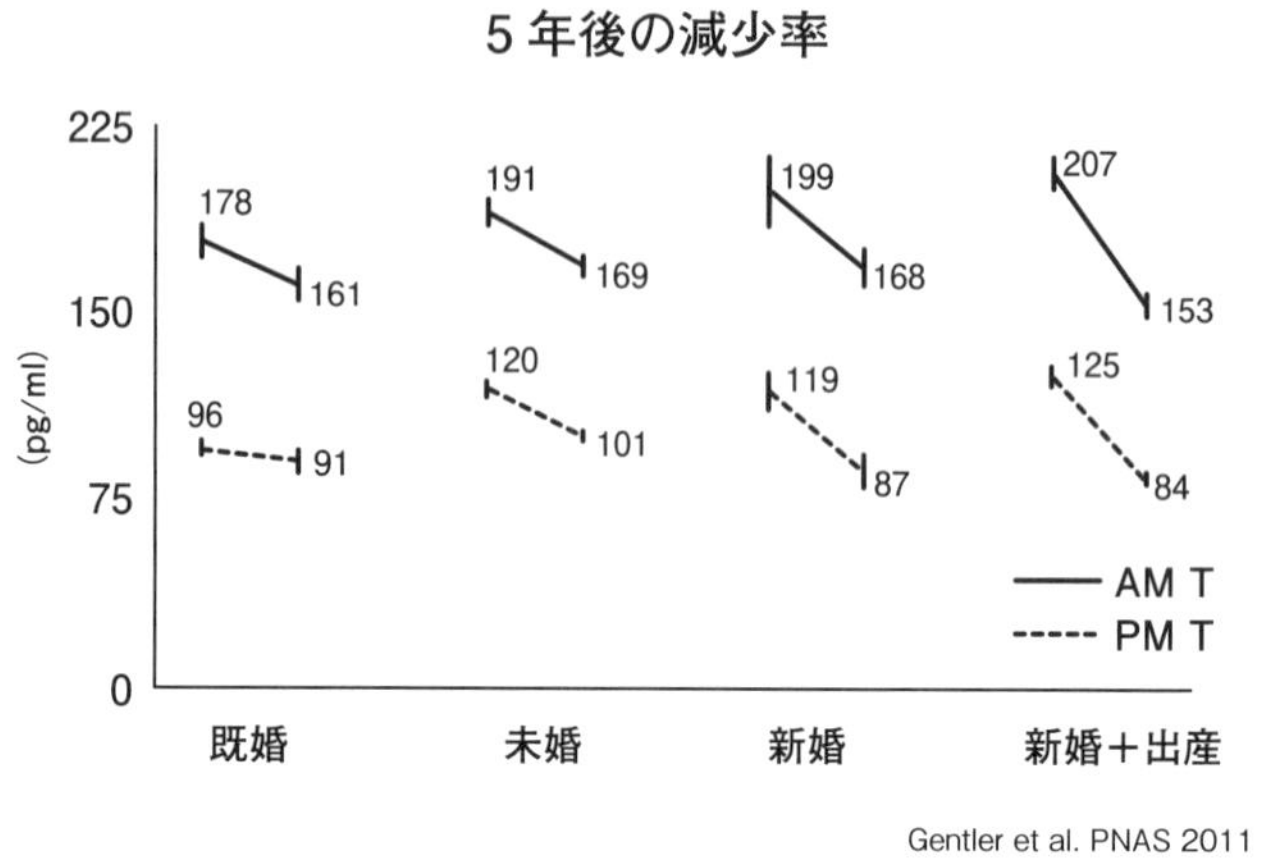

結婚や出産で男性ホルモンは低下する

家庭を顧みない男が良いとは思えない。というか、ろくなものではない。今の中高年の親世代は高度経済成長期まっただ中で、家に帰ってこない、子どもを妻に任せることが男の生きざまぐらいの勢いだった。おかげで子どもにとっては、父親はいないも同然、いまだに仲の良くない父子は少なくないだろう。

その反動か、私などは世に言うイクメンの部類に入ると思う。どれだけ子どものウンチを手伝ったことか。だからといって、イクメンが全面的に良いわけでもないのだ。

男女平等も社会的な面から論じるのではなく、こういう科学的な生理も踏まえないと大失敗してしまう。極論ではあるが、もしだ、もし男に育児をさせた結果、将来、うつ病で自殺する確率が高くなってしまうなら、これは本末転倒ではないか。それは大げさにしても、マイホームパパになった結果、闘争心がなくなり、2番じゃダメなんですか？　になってしまったら、それも問題だろう。

そういう可能性も踏まえて、男女がうまくバランスをもって取り組まないと家庭生活は円滑に回らない。一方的な観点で物事を断じるのはマイナスが大きい。

「みんな結婚して子供ができると、幸せ太りだろとか、言ってますけど、ただ男性ホルモンが下がってメタボになってるだけなんですね」

幸せではなく、活力がなくなっているだけなのか。だから太るのか。貫禄などと余裕している場合ではない。

……俺に野生を返せ。

男性ホルモンが多いと薬指が長い？

生まれつきその人の持ってる男性ホルモンの値は、高いか低いかが決まっている。男性ホルモン値のすごく高い子は、活発でリーダーシップをとってというタイプが多く、低い子というのは今でいう草食系のような、少し積極性に欠けておとなしい子が多い。

生まれた時の男性ホルモンの値は、自分の精巣の力を表しているが、精巣の力はその前、お母さんのお腹の中にいる時にどのくらいの男性ホルモンを浴びたかに影響される。そして、お腹の中で男性ホルモンを大量に浴びると薬指の長さが伸びるのだ。

人差し指と薬指を比べて、人差し指の長さを分子、薬指の長さを分母にした場合、薬指が長い人の場合は0・9や0・9を切ることもある。そういう人は男性ホルモンをいっぱい分泌する人ということだ。

薬指の長さが人差し指よりも長ければ長いほど、男性ホルモンが高めの人が多い。

実際にマウスで調べた研究があり、それによるとマウスでも、4本目の指、人間でいうところの薬指に男性ホルモンの受容体が多いことがわかっている。薬指は男性ホルモンの影響を受けやすいのだ。男性ホルモンを受けた薬指は、より長く成長する。男性ホルモンの分泌量が少ないと薬指の長さが短くなり、人差し指の長さと同じくらいまでしか成長しない。人差し指÷薬指がだいたい1・0くらいになる。

薬指の長い人は男女を問わず、男性ホルモンが高い。脳の思考回路も男性的で、行動も男性っぽい。薬指が短い場合は女性っぽい。男性の場合は、いわゆる草食系の穏やかなタイプがこれに当てはまる。

「けして眉唾じゃなくて、性格は男性ホルモンの値でだいたい予測ができるので、ほんとに薬指だけでわかりますね」

女性らしい人や草食系男子の薬指の長さが本当に人差し指ぐらいしかないのか、飲んでる席ででもチェックしたらいいだろう。

薬指というと結婚指輪が思い浮かぶが、何か関係があるのだろうか?

「いやぁ、僕も、因果関係あるのかなと思って、調べたことあったんですけど、そっちはあんまり関係ないようです。でも薬指は不思議な指であることはたしかですね。あと、右手なんですよね。これも、どうして右かはわかっていないんですが、強く影響が出るのは右手。マウスの実験でも右の前足の薬指が伸びているんですよ。その辺りはどうしてかわからない」

なるほど。

右手の人差し指と薬指……余裕で一関節分は薬指が長かった。エロを宿命づけられているのだな。

友人たちに聞くと、

「僕も薬指の方が長い。エロいのか」

「短かったよ。女子が親しくしてくれるのは、ぼくが女子要素だからか。ちなみに左手は薬指の方が、爪一つ分長い。今後とも草食系ということで、よろしくお願いします」

「短かったですよ。エロいしデカいですが」

大雑把に半々ぐらいか。なぜか女性は全員、薬指が長い。たぶんエロいのだ、彼女たちは。

女装家にして男女どちらも好物のSさんは？

2D:4Dは胎生期テストステロンの指標

2D/4D: 第2手指（人差し指）／第4手指（薬指）

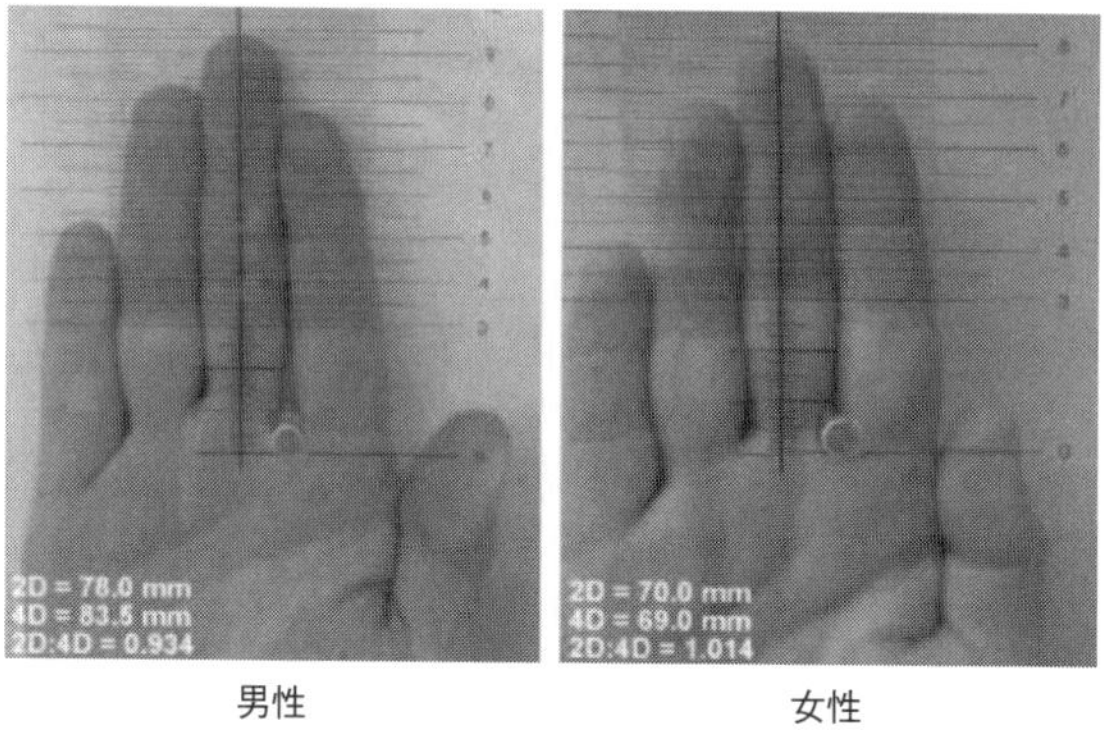

Breedlove et al. Nature 2000

薬指が人差し指より長いと、胎児の時により多くの男性ホルモンをあびた証拠だ

マウスにおける2D:4D

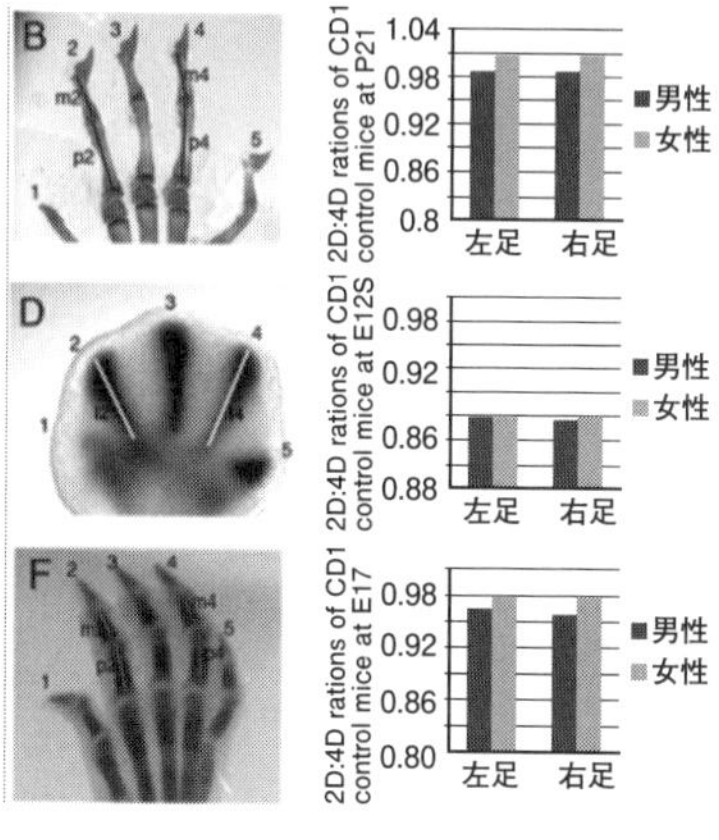

Zheng Z et al Proc Natl Acad Sci USA.2011

人間同様、ネズミの第4指の長さも男性ホルモンの影響を受けている

「私、ちょうど同じくらいだ」

薬指の長さ、飲んでいる席の話題にぴったりなので、ぜひ。

顔の形と男性ホルモン

「指以外に、もうひとつ関係があるのが、顔なんです」

久末医師いわく、人差し指÷薬指と同じく、こちらは顔の幅÷アゴの幅をみるという。

いわゆるイケメン風の顔は面長だが、言い換えれば、アゴの幅が狭くて顔が長い顔ということ。女性っぽい顔立ちといってもいい。反対にアゴの幅が広くて顔がずんぐりしてるというのが男っぽい、垢抜けない顔ということになる。

「この2つのパターンを比較すると、指の長さの比が0・87より9を切るような薬指が長いタイプというのが、ずんぐりした顔なんです。社長や政治家に多い顔立ちで

顔の形と 2D:4D

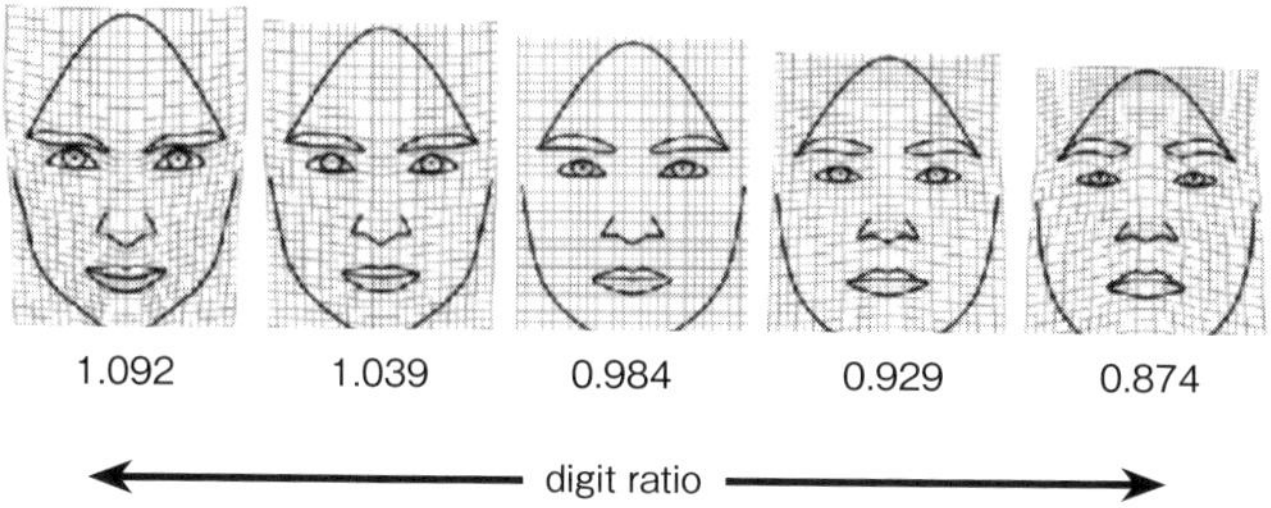

Konstanze et al.Proc Bill Si.2012

顔の形が四角いほど男性ホルモン値が高い。実業家はみんな男っぽい？

すね。反対に薬指が短い、人差し指の方が長いタイプは、アゴも細くて顔も長くてイケメンになる」

つまりどういうことか？

面長のいわゆるイケメンは薬指が短いタイプが多く、男性ホルモンの分泌量が少ない可能性があるのだ。

「色男、金と力はなかりけりって言いますけど、ことわざって、こういうタイプの人はこういう人が多いよなって経験からできたわけじゃないですか。面長のイケメンタイプの顔の人は男性ホルモンが少ないから闘争心が少ない。だから実業の世界では、成功する率が低いんだと思うんです」

世の男性はなんとなく胸を張ってしまう話である。もちろん顔がずんぐりだからといっても貧乏な人がほとんどで、顔がイケメンで大実業家という例も少なくない。芸能人のように、イケメンだからこそ大金持ちになれた例もある。

とはいえ久末医師いわく、六本木で綺麗なお姉さんを連れて歩いてるのは孫正義のようなアゴががっちりしたずんぐりした顔の紳士が多いのだそうだ。

「ああいう顔が何兆円と稼ぐ人なんですよ。僕は泌尿器科の医者で下のほうを診なきゃいけないのに、指見たり、顔見たりね、患者さんの男性ホルモンの値は元々どうかなって診ながら診療してますね」

ウソつきは男性ホルモンが少ない

男性ホルモンの値は、ウソつきと関係がある。

２０１２年にドイツのボン大学が、平均年齢24才の男性91名を被験者として、次のような実験を行った。

被験者の半数（46名）に男性ホルモンの入ったクリームを塗った。皮膚から男性ホルモンを吸収させるクリーム剤があるのだ。そして半数には、ホルモンの含まれないクリームを塗った。試験官も被験者も、どちらのクリームが被験者の誰に塗られたのかわからない、二重盲検試験である。

実験は極めて簡単。サイコロを渡し、個室に入ってサイコロを振ってもらう。出た目をパソコンに入力するだけだ。個室で監視する人はいないので、あくまで自己申告という形になる。

この実験、サイコロの目に応じて、お金がもらえるというのがミソだ。１～５までの数字が出たら、その数字の金額のユーロがもらえる。５の目が出たら５ユーロあげます、４の目が出たら４ユーロあげます、ただし６の目の時はお金は出しませんというルールである。

いくつの目が出たかは自己申告だから、たとえば10回振ったら10回とも５が出ました、50ユーロください！　というのもあり。つまりウソつきであればあるほど、もらえるお金は実際よりも大きくなる。それを男性ホルモンの入ったクリームを塗ったグループとそうじゃないグループで比較したわけだ。

結果は？

「なんと、ホルモン入りクリームを塗ったグループでは、5と答えた人が塗らなかったグループの半分だったんです。逆に、ゼロ、6と答えた人が倍に増えたんです。だから正直者が倍に増えたということになるんですよ、男性ホルモンを使うと」

男性ホルモンに溢れる男らしい男はウソをつかない！

映画やマンガの中の話だと思っていたら、男らしい男は、本当にウソをつかないのだ。詐欺師なんて連中は、女々しいウソつきということなのだ。

ウソをつくつかないが男性ホルモンの影響だなんて。

「男性ホルモンは正義のホルモンと言われていて、正義感が強いというのは、テストステロンの値に関係があるという風に言われてるんですよ」

なんとなく口がうまいウソつきはやせてヘラヘラしていて、マッチョで寡黙な男は

ウソとテストステロン

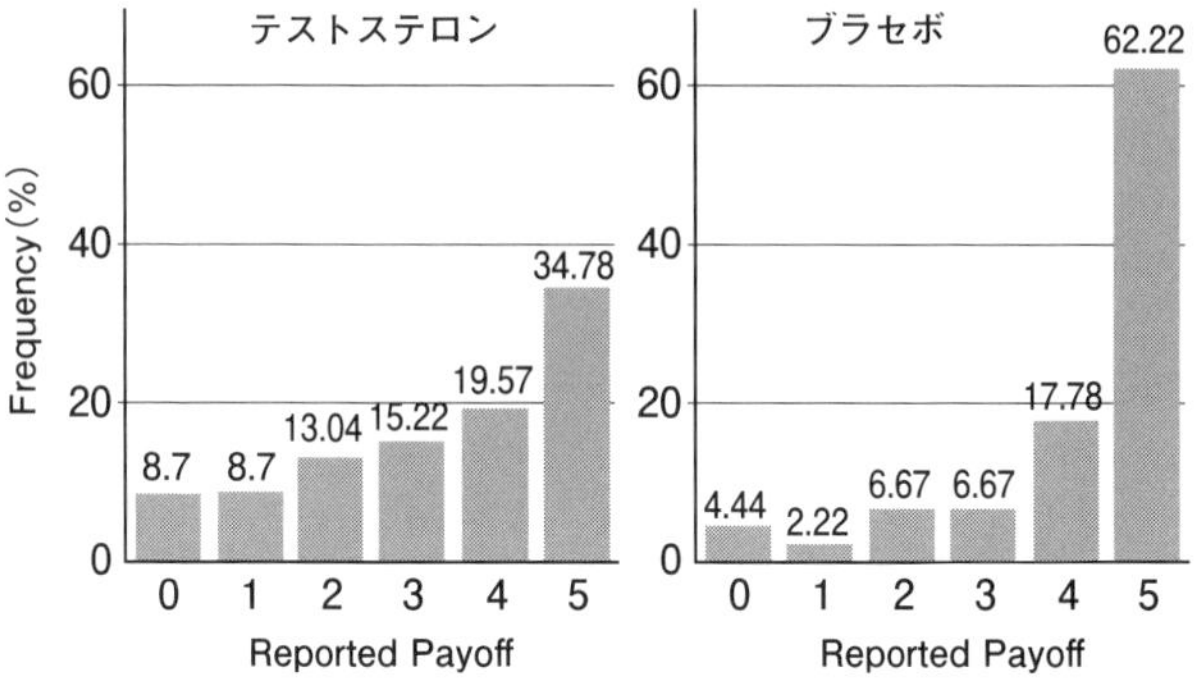

Libra et al. PNAS 2012

左が男性ホルモン入りクリームを塗った集団、右が塗らなかった集団。右の方が5の数字を書いた人が圧倒的に多い

ウソをつかないイメージがある。必ずしも見かけと中身は一致しないし、女らしいマッチョは新宿2丁目に売るほどいらっしゃいますけれど。

「たとえば、元東京都知事の舛添さん。昔はテストステロン高かったと思うんですよ。テレビにばんばん出てた頃は、もっと脂でギラギラしてましたよね。あの人は多分色々年齢的にも男性ホルモンが下がってきて、スカスカのカサカサの感じになって、最後のインタビューの時とか、ああ、もう平気でウソつく感じだったんですね」

案外とそういうものかもしれない。

年を取ると男はウソがつけるようになる。

もしダンナが浮気しているなあと思ったら、奥様はこっそり男性ホルモンのクリームをダンナに塗ってみると、ウソがつけなくなって証拠がバンバンになるかも(でも浮気の場合は、男性ホルモンの働きじゃないのか? よくわからないな。ウソじゃなくてダンナが黙っているだけって可能性はある)。

男性ホルモンをジェルで補充

男性ホルモンが体にも心にも良いことがわかった。

「男性ホルモンが高い人のほうが、ガンでも死にづらいし、心臓の病気でも死にづらいということがわかっています」

病気に強く、マッチョでウソをつかない正義漢を生み出す男性ホルモン。

どうやれば、男性ホルモンの量を増やすことができるのだろう?

テストステロン使用の急激な増加

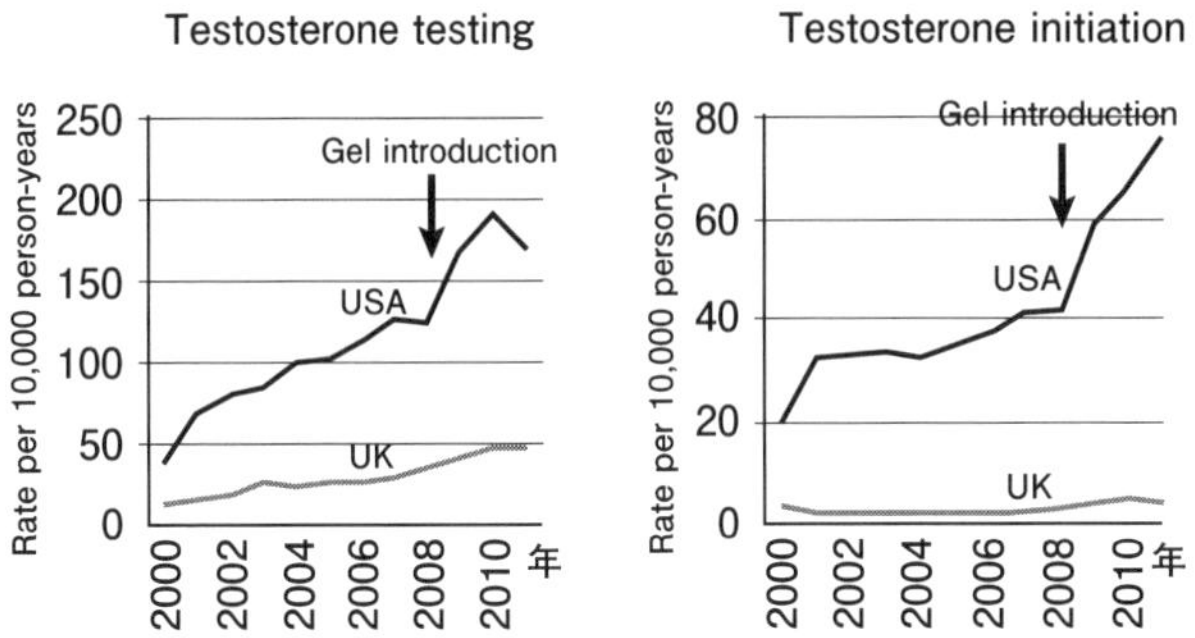

Layton et al. J Clin Endocrinol Metab 2013

急激に市場が拡大している男性ホルモンジェル。3000億市場ともいわれている

一番手っ取り早いのが、薬を使って補充してあげることだ。

「男性ホルモン＝テストステロンの補充は、注射で補充する方法が保険で通っています。ただ注射の場合、いつも射ちに来ないといけませんが、２００８年に、ゲル製剤ができたんです。これがアメリカで大人気で、３０００億円市場と言われています」

アメリカの医療が日本に入って来るまでにおよそ10年かかる。だからそろそろ厚生労働省の認可が下りる頃だろうか？

「ゲル製剤を使って、いろいろな臨床

試験をやってみたんです。結論は、よく眠れて、日中眠気がなくなり、元気になって、不安もとれてというのが、男性ホルモンゲルの一番の効果でした。もちろん二重盲検法で、プラセボ群も比較してやったんですけど、そうした点がいい効果でした。あと、おしっこの回数とかも減ることもわかりました」

体力の低下を補い、実質的な若返りを引き起こすのが男性ホルモンの働きなのだ。

ＥＤまで至らなくても、慢性的な疲労やストレスを感じている人は、男性ホルモン補充療法を受けた方がいいかもしれない。

勃起力を奪う薬とは？

薬には副作用がつきもの。中には男性ホルモン値を下げる薬がある。ＥＤになる理由には薬のせいもあるわけだ。

「まずは僕ら医者なので、そういった副作用のあるお薬はやめましょうと説明します」

スルピリド内服後のテストステロン

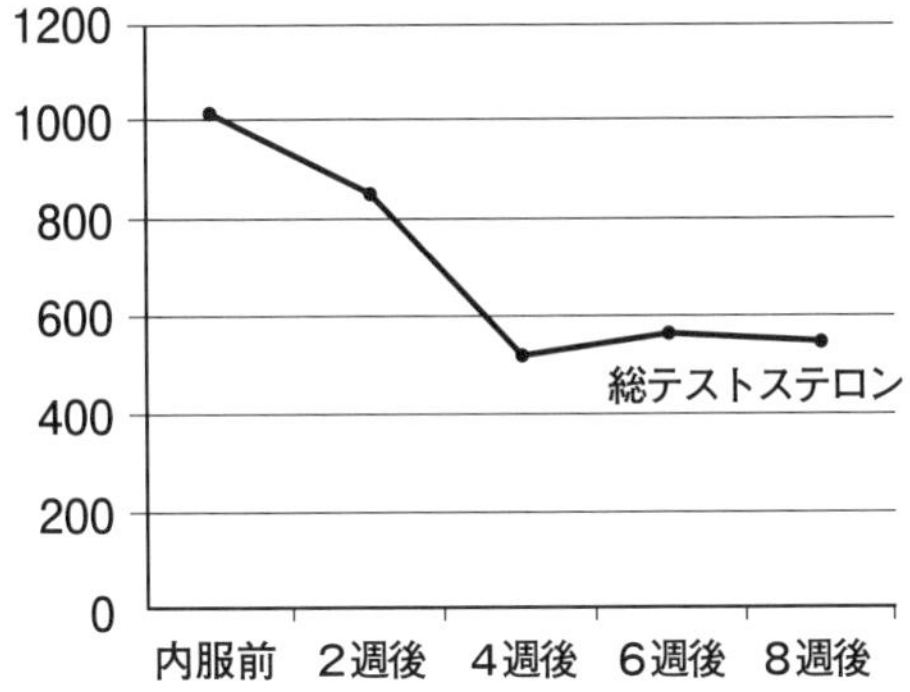

Oseko et al. J Androl 1988

スルピリドと男性ホルモンの関係。服用を始めると最初の1カ月で男性ホルモン量が急低下する

スルピリドという精神科の薬は男性ホルモン値を半分にしてしまうし、スタチンという高脂血症の薬も男性ホルモン値を下げる。

「高脂血症でコレステロールが上がるからというのでスタチンを飲むと、男性ホルモンが下がるんです。どうしてかと言うと、テストステロンというのはコレステロールから作られるから。コレステロールって大事なんです。みんなコレステロールを悪者にする。下げよう、下げようとして、僕の患者さんでもコレステロール高いから下げる薬くださいって言うんですけど、ダメですって言うんです」

コレステロールを下げると、男性ホルモン値も下がってしまうためだ。

「そうすると元気がなくなっちゃいますし、苛々して、仕事にならないですよ。僕はスタチンというお薬は極力出さないです。スタチン以外でも高脂血症の薬はけっこうありますから、そういったものに切り替えるとかしてますね」

さらに衝撃的なことがある。男性型脱毛症（＝ＡＧＡ）治療薬の代表格、プロペシアは下半身にマイナスの副作用があるという。

髪を守ると下半身が守られない

加齢とともに男の髪は薄くなる。これは男性ホルモン＝テストステロンが低下するからだ。

ＡＧＡのメカニズムはシンプルだ。

男性ホルモン＝テストステロンがジヒドロテストステロンに変異、毛根の受容体にとりつき、ヘアサイクルを短くする。通常であれば髪の毛が生えて抜けるまで2〜5年とされるが、ジヒドロテストステロンは毛根を攻撃してヘアサイクルを異常に短縮してしまう。AGAとはヘアサイクルが短くなる老化現象なのだ。

ハゲは男性ホルモンが多いという俗説はある意味で当たっている。男性ホルモンが多いとそれだけジヒドロテストステロンが多いためにハゲやすい。

ではなぜ加齢によってジヒドロテストステロンが増えるのか？

「ジヒドロテストステロンはテストステロンの13倍も力が強いと言われてます。加齢によって男性ホルモンが下がってくると、それを補おうとして、テストステロンがジヒドロテストステロンにどんどん切り替えられる。ジヒドロテストステロンが増えてくると、体の中で色んな変化が起こります。前立腺が大きくなったり、髪の毛が減るのもジヒドロテストステロンの働きです」

昔は毛生え薬ができるとノーベル賞と言われたものだが、毛生え薬はすでにある（噂とは違い、ノーベル賞はもらえなかったようだが）。

プロペシア（＝フィナステリドが主成分）のような男性型脱毛症に効くとされる飲み薬は、テストステロンからジヒドロテストステロンへの変異を阻害する。ジヒドロテストステロンが作られなければ、ヘアサイクルは正常化し、細くて抜けそうな薄毛も無事に立派な髪の毛へと成長できる。

育毛剤のリアップに使われているミノキシジルは、毛根にある毛母細胞に働きかけ、アデノシン受容体を刺激して成長因子の生成を活発化させる。ミノキシジルはヘアサイクルを正常化させるのではなく、毛そのものを生育させるのだ。

ＡＧＡ専門医に聞いた話だが、ミノキシジルを手足に塗るとそこから毛が生えてくるのだそうだ。まるでマンガに出てくる毛生え薬だ。

変なマッサージや漢方薬などよりも治験データの揃ったＡＧＡ対処薬を飲むなり塗るなりすれば、一定の範囲で髪の毛は復活する。

ただし何ごとにも例外はあって、なぜか毛が生える人がいることはいる。

美容皮膚科の医師に聞いたのがレーザー脱毛の話だ。女子高生がバイト代を握りしめ、夏に向けてレーザー脱毛にやってきた。レーザー脱毛には毛母細胞まで焼き切る永久脱毛と毛根だけを焼く格安タイプがあり、女子高生が選んだのは後者。

1週間後、女子高生がクリニックへ駆け込んできた。

「これを見て！」

女子高生、毛がボーボー。焼いたはずの毛根がなぜかパワーアップ、サルのように太い毛に生え変わっていたのだ。

同じ理由で頭皮に刺激を受けると毛が生えることがあるらしい。頭皮マッサージやブラシで頭を叩いていたら毛が生えたというのはこのたぐいである。

たまにそういうこともある。だから頭皮マッサージがまったく効果なしとは言わないし、ブラシで叩くのが無駄とは言わない。しかし効くかどうかでいえば、効かない。宝くじに当たるより多少確率が高いかどうかというレベルだ。

髪の毛を何とかしたかったら、AGA治療薬を使うしかない。しかしここに大きな問題が出てくる。

AGA治療薬としてもっとも効果的なプロペシアは、ジヒドロテストステロンをブロックする薬である。

「一方、ジヒドロテストステロンは、陰茎がどんどんしぼんでいくのを防いでくれているんです」

久末医師によれば、前立腺と頭髪にとっては要らないジヒドロテストステロンが陰茎にとっては大変に重要なのだ。

「ジヒドロテストステロンはスーパーサイヤ人と同じです。力はすごく強い。でも暴れん坊なので、働きだすと間違って地球を壊しちゃう、髪の毛が抜けたり、前立腺が大きくなったりするんです。だけど、これがなくなると守っていた陰茎の力がなくなり、勃起障害が起こりやすくなる」

みんなの元気をオラにくれ！

で、結果はクリリン。

どうするんだ、これ。

髪を守れば陰茎が守れず、陰茎を守れば髪を守れず。

「陰茎にとって重要な平滑筋という筋肉がドーンと減ります。そうなると元に戻らないんです」

20代には心因性の勃起障害が多いが、最近、違うタイプの勃起障害が出てきている。ある患者はまだ27才。

「若いから、僕は心因性だと思って、それで夜間睡眠時勃起検査というのをやるんですけど、まったく夜間勃起をしてないんです。つまり心因性じゃない。夜間睡眠時に勃起してないということは、勃起自体ができなくなってるということです」

バイアグラは辛うじて効いたが、

「まだ27歳でバイアグラ使わないと勃起しなくてセックスできないと、まだ結婚前ですよ?」

悲惨である。

その理由がプロペシアだった。ネットで注文して飲んでいたらしい。

「でもね、やめても戻らないですから。勃起が戻らないんです」

……なんということだ。私も飲んでいる。もう10年近くになる。生え際に自毛植毛をしているので、飲まないと植毛部分以外が脱毛してしまい、バカ殿みたいになってしまうのだ。だからやめるわけにもいかないが、私の平滑筋は大丈夫なのか?

薬の効果には個人差がある。素人がネットで薬を変える時代ではあるが、一般にまだ知られていないネガティブな情報もたくさんある。まずは医師に相談し、適正量を使用することで、悲劇は防ぐことができる。

勝者のホルモンを増やすには？

「テストステロン（＝男性ホルモン）は、勝者のホルモンと言われていて、勝つと上がるんですよ」

左図を見ていただきたい。これはオバマとマケインの選挙戦の時に、選挙の支援者の男性ホルモン値がどのように変動して行ったかを表すグラフだ。

「競っていた時は、選挙事務所の人たちみんな盛り上がって高いんですよね。これがだんだん負けが確定し始めると、マケイン派の男性ホルモン値はどんどん下がっていく。一方でオバマ派はずっと勝った状態を維持しているんですね」

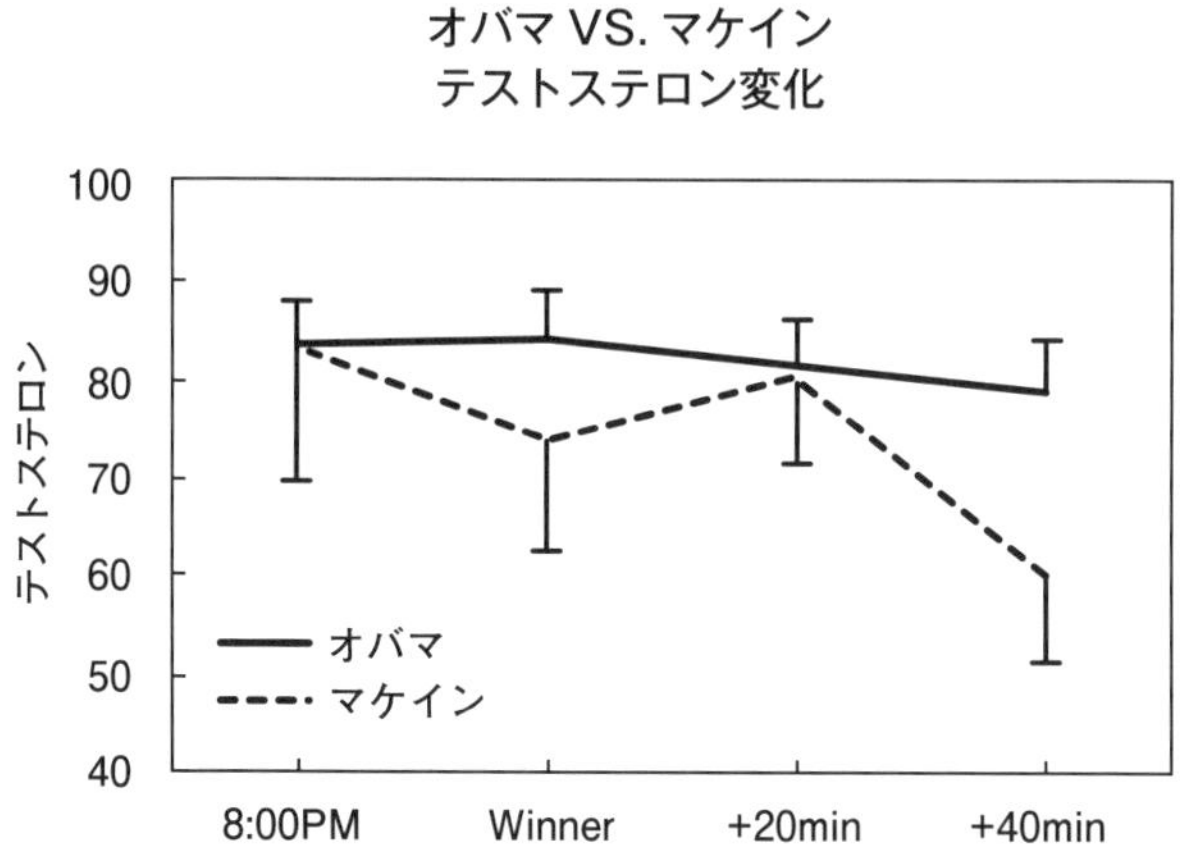

Stanton et al. PLoS One 2009

大統領選におけるオバマ候補とマケイン候補の男性ホルモン値の推移。実線がオバマ、点線がマケイン。後半、マケインの男性ホルモン値は急低下する

〝勝った〟という状態は男性ホルモン値を高く維持することができるらしいのだ。

「これはスポーツ、ラグビーでもサッカーでもそうなんです」

サッカーがワールドカップに出て、負けるパターンってだいたい決まっている。初戦で負けるとその後の試合もほとんど負けて敗退してしまうのだ。ところが初戦で勝ったり、勝てなくても僅差でいい試合をしていると、その後も良いところまでいける。

「どうしてかっていうと、負けるとテストステロンが下がるからなんです。

テストステロンが下がると、筋力のパフォーマンスも下がりますし、闘争心も下がります。そして次の試合で勝てなくなっちゃうんです」

よく勝ち癖をつけろというが、まさにこれが理由である。

「勝ち続けてるチームはいつもテストステロンが高いことが実験でわかっています」

そうは言っても、負ける時は負けてしまうだろう。それでもその後の試合で勝つには、男性ホルモンをガンと上げておかなくてはいけない。

初戦で負けた場合に、サッカー選手はどうしたらいいのか？

「実は対応策が研究されています。負けたビデオを何回も何回も見る。嫌なんですけど、何回も何回も見るというのがテストステロンの回復に繋がるということがわかってます」

負けた試合のビデオを見る？　余計にテンションが下がりそうだが、そうではないと久末医師。

「男性ホルモン値は、負けたという状況になると下がってくるんです。でも負けた試合を何回も何回も見ることによって、だんだん負けたという事実が客観視されて、悪いところ良いところがわかってくる。そして、だんだん負けたという気持ちが薄らいでくるんですね。負けたという気持ちが男性ホルモン値を下げているので、試合を客観的に見直す。そうすると、テストステロンの回復が早いんです」

だから、ワールドカップでもし日本が初戦で負けたら、何回も何回も負けたビデオを見るというのがいいのだ。これはスポーツに限らず、何でも同じ。負けたことを負けたままで放置しておくとテンションが下がり、男性ホルモン値も下がって、さらに負けてしまう。そこでがんばって負けを認めていくと客観的に見直すことができ、気持ちが上向きになる。男性ホルモンも分泌を再開する。

「僕も自分でうまくいった手術のビデオって何回でも見たいんです。うまくいかなかったビデオってなかなか見たくないんです。だけど、うまくいかなかったやつを何回も何回も見ることによって、そういったテストステロンの回復を上げるというのは僕自身もあるのかなと思ってやってます」

さすがメンズヘルスの医師である。自分と戦っていらっしゃる。

笑いも男性ホルモンを増やす

笑いも、テストステロンを上げると言われている。

「これは面白いんです。日本人の皮膚科の先生の論文で、ある老健施設で健常の高齢者とアトピー高齢者というのがいると、テストステロンの値がそれだけで違うそうなんです」

アレルギーとEDの関係は面白く、花粉症の薬でEDになる人がいるのだそうだ。鼻詰まりを改善するためには、鼻粘膜の充血と腫れを引かせる必要がある。そこで抗アレルギー剤には血管収縮作用のあるエフェドリンなどが配合されている。ところが血管収縮作用が陰茎の血管まで及ぶと、血管が収縮してしまい、勃たなくなってしまうわけだ。

EDを治そうとすると花粉症がひどくなり、花粉症を治そうとするとEDになってしまう。どちらも治す方法は？　それが笑いだ。

木保肇クリニックの木保肇医師は、笑いと皮膚病の関係についていくつも論文を出しており、たとえば『笑いは、アトピー性皮膚炎でのED（勃起不全）を改善する』では、天気予報のビデオと笑いのビデオを患者に3日間見せたところ、笑いのビデオを見た患者はEDが改善したと報告している。

「健常の高齢者でもアトピーの高齢者でも。天気予報を見ていた人たちは変わらない。だからこれは笑うといいんですよということもわかってます」

木俣医師によると、よく笑う患者はアトピーの改善も早いらしい。

「アトピーも自己免疫疾患ですから、自分の免疫が皮膚を攻撃する。テストステロンが低い人はアトピーになりやすいんですよ」

中等度から重症のアトピー性皮膚炎患者237名を1週間に1回受診し、12週間フォローして皮膚症状と笑った回数を検討した。笑いは外来での会話時などでの自発的な笑いとした（『アトピー性皮膚炎における笑いの効果』）。

237例中、改善例は197例（改善率83・1％）で、その中で笑いが見られた例は177例（89・8％）であった。一方、非改善例40例中、笑いが見られたのは4例（10・0％）であった。またアトピー性皮膚炎患者8名に1時間の喜劇ビデオを視聴さ

笑いはテストステロンを上昇させる

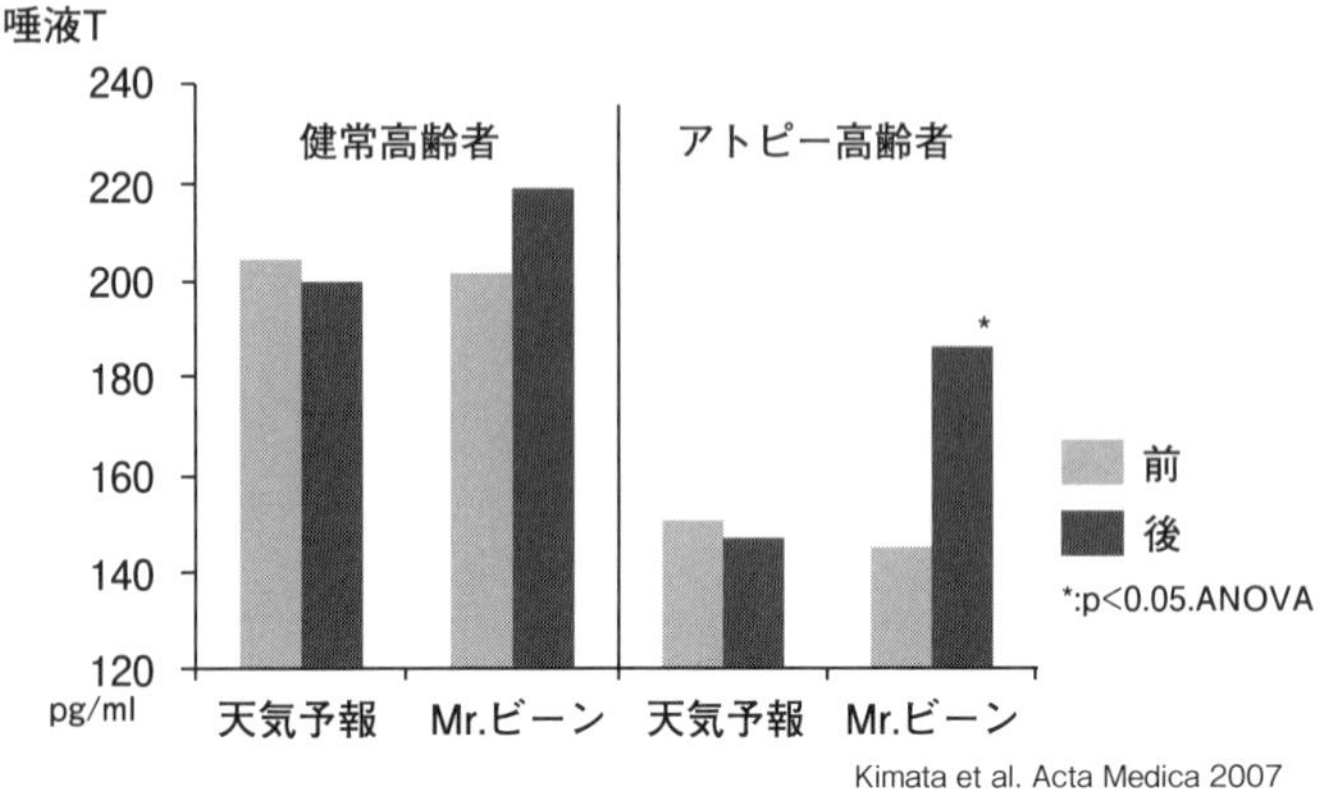

笑いは男性ホルモンを増やす？　左が番組を見る前、右が番組を見た後。お笑い番組を見ると男性ホルモンが上昇している

せ、ビデオを見る前は右手に、視聴1時間後は左手にアレルゲン、ヒスタミンを滴下したところ、笑い体験後は、アレルゲン、ヒスタミンによる膨疹、紅斑反応が有意に縮小したという。

笑ったら健康になるというのは本当なのだ。

浮気の理由はクーリッジ効果

男はなぜ浮気するのか？　その理由を端的に説明したのがクーリッジ効果

だ。クーリッジは米国8代目大統領の名前である。

「クーリッジ大統領の奥さんがニワトリ小屋に行ったそうです、ニワトリ小屋だから卵がいっぱいある。奥さんがニワトリ小屋の管理人に、

『このニワトリは毎日卵を産むけど、いろんなオスとセックスするのかしら、セックスを何回もするのかしら？』

と聞いたそうです。管理人は、セックスを何回もしますよと答えました。

翌日、クーリッジ大統領本人が訪ねて来て、

『昨日うちの嫁がセックス何回も羨ましいと言ってたけどほんとかね』

『ほんとですよ、大統領』

と管理人。

『じゃあ、聞くけど、そのオスは同じメスとセックスするのか』

『そんなわけないじゃないですか、バラバラですよ』

というのが、クーリッジのジョークなんです」

同じメスとではニワトリも飽きてしまうのか？

「僕は昔、マウスの神経、海綿体神経を傷つけて、どうやったら早く回復させられるかという実験をやったんです」

回復したかどうかの確認は勃起するかどうかでわかる。マスターベーションしないマウス相手に、勃つか勃たないかを調べるには、実際にセックスできるかどうかを見るしかない。そこでメスを同じケージに入れた。

「普通はやらないんです。どうしてかというと、子供がいっぱいできちゃったら困るから。元々勃起しないオスラットですが、そこにメスのラットを入れると、オスはメスだーって言って、腰振って乗っかって、腰振り出すんです」

しめしめと喜んだ久末医師だったが、1カ月後、ラットを調べてみると、全然回復していなかった。

「延々と続ければ、リハビリとして早く神経回復するんじゃないかなと思ったんですが。それで失敗だと思って、その失敗を学会発表したんです。ダメでした、これじゃダメですと」

すると会場にいた獣医さんが、

「先生、それクーリッジ効果じゃないですか」

と発言した。

「その時、僕はクーリッジ効果なんか何にも知らなかったんです。獣医界では有名な話らしいですね。彼らは交配させて子供を作りますから。『そうですね、先生』なんて壇上ではかっこつけて言ったんですけど、あとで、『先生、実はさっき言われたこと、まったくわかんなくて』と聞きに行ったんです」

それで教えてもらったのがクーリッジ効果。

動物というのは、どんな動物でも、性交の回数が決まっているという。マウスやラットの場合、4回セックスしたら同じメスとはもうしない。

たった4回！　飽きっぽいなんてものではない。

「そこで毎週、毎週、ラットをケージから出して次のケージと交換していったんです。1、2、3、4というケージがあったら、1に入れてあるメスラットを2に入れて、2のメスラットを3に入れて、とメスラットをぐるぐると回したんですよね。4つのケージがあれば、4週間でひと回りするんです」

結果は大成功。

オスのラットは必死になってセックスをしようとし、神経の損傷から回復した。

「マウスのようなげっ歯類は特に顕著なのですが、げっ歯類以外にもクーリッジ効果は当てはまります。人間の浮気もクーリッジ効果に関係があると言われてるんです」

同じ女性とずっとセックスしてるとだんだん勃起しなくなってくる、他の女性だとすごく燃えて勃起しやすくなる、それがクーリッジ効果。

「アダルトビデオも、クーリッジ効果がないとレンタル屋さんは儲からない。もしクーリッジ効果がなかったら、最初のビデオ1本買えば、それで一生ですから。だけど毎回毎回違う女優さんを狙うじゃないですか。それはやっぱりクーリッジ効果なんですよね」

石田純一のように、浮気性の男性はクーリッジ効果だからと逃げ口上を打てばよい。

「宿命といえば宿命。本能ですから。生物学的には、同じメスと性交をして、もしそのメスが欠陥を持っていて、自分の遺伝子がまともな子供となって生まれなかった場合には、自分の遺伝子が損してしまうからだと考えられています。色んなメスとセックスしておいた方が、自分の遺伝子を残せる確率が高まります。種の保存という面からは、クーリッジ効果はすごく理にかなってはいるんです」

理にかなってはいても、人間界でこれをやると、ただの浮気。

バイアグラやレビトラ、シアリスといった勃起薬が登場した時、日本ではそこそこだったが、海外ではいっぱい売れた。

「家庭で奥さんとするために売れたらしい。同じ人とセックスし続けないと、アメリカでは即離婚ですから」

一方、日本はといえば、セックスレスが多い。

「セックスしないで2〜3カ月過ごしても、浮気を疑われることもない。かえってセックスしなくてせいせいするわというのが日本の女性ですので、日本ではバイアグラがあまり売れませんでした。どうして売れないのかという調査までしたそうです。結局、性交回数が海外に比べて圧倒的に少ないという結論でした。性交頻度は日本は世界で最低です」

アメリカの避妊具メーカー、デュレックスが2007年に行った調査によると、夫婦の年間性交頻度は日本が26カ国中で最下位の48回。ちなみに世界平均は103回だから、日本の夫婦は半分以下。セックスの満足度に至っては、15%でこちらも最下位。しかも満足度が低い。

少子化が問題視されているが、少子化以前にセックスレスの夫婦ばかりなのだ。しかも満足度が低い。やってもつまらないし、気持ちよくないからやらない。そこに危機意識はなく、しなくて当たり前、むしろ夫婦なのにしていると驚かれるぐらいだ。

「住環境も大きいでしょうね。アメリカの住宅は基本的に子供と親が別部屋です。奥さんと旦那さんの部屋も分かれています。日本の家では、たとえ子ども部屋と親の寝室が分かれていたとしても、隣りの声が聞こえますからね。雑魚寝で川の字になって寝てる家だってきっとまだいっぱいあるでしょうし、そういった住環境は関係ありますよね。アメリカはプライバシーを重んじる文化ですが、日本はふすま一枚で声なんかも聞こえますからね」

たくさんやる方が人生の質としていいかどうかは意見がわかれるだろうが、さすがに世界平均の半分は、何かしら問題があるんじゃないかと不安になる。歌磨でHENTAIで〝30億人がヌイた女〟との異名を持つ蒼井そら（中国でカリスマ的人気のある日本のAV女優である）の母国なのに大丈夫なのか。

インフルエンザと男性ホルモン

男性ホルモンには良い効果ばかりではなく、マイナスの効果もある。顕著な例がインフルエンザワクチンの効果だ。

「インフルエンザワクチンを打っても、免疫がつかない人がいます。ワクチンを打ったのにインフルエンザになっちゃうのは、圧倒的に男性が多いんです」

なんということでしょう！　男の方が免疫がつきにくいのだ。

男性ホルモンが多い方が健康ではなかったのか？　インフルエンザは例外なのか？

「もともと女性って免疫反応が高いんですね。どうしてかと言うと、それは基本的に母体として赤ちゃんを守るので、そんなに感染症とかに弱かったら赤ちゃんを育てられない。だから基本的に女性の免疫反応が強いのは理にかなってる」

なるほど。男同士では男性ホルモンの多い方が健康的だが、女性に比べると男性は全体的に負けてしまう、と。

たしかに寿命も違うし、新しい環境に慣れるのも早い。細胞レベルでは女性の方が男性より強い気がする。

「自己免疫疾患と言って、自分の免疫力が高すぎて、色んなところを攻撃しちゃうような病気があるんです。たとえばリウマチ。リウマチは関節を攻撃するんですよね。全身性エリテマトーデスというのは、顔に蝶形紅斑という、あざができる。自分で自分の皮膚を攻撃するんですよね。そうした自己免疫疾患というのは基本的に女性に非常に多いんですよ。男性には少ない」

たしかに。

私の母もリウマチに罹っていたが、リウマチの話は女性からしか聞いたことがない。顔のあざも、女性から耳にするのが多いのは女性の方が気にしているからと思っていたが、女性の方が罹患者が多いのだ。

なぜそんな性差が？

インフルエンザワクチンの反応性

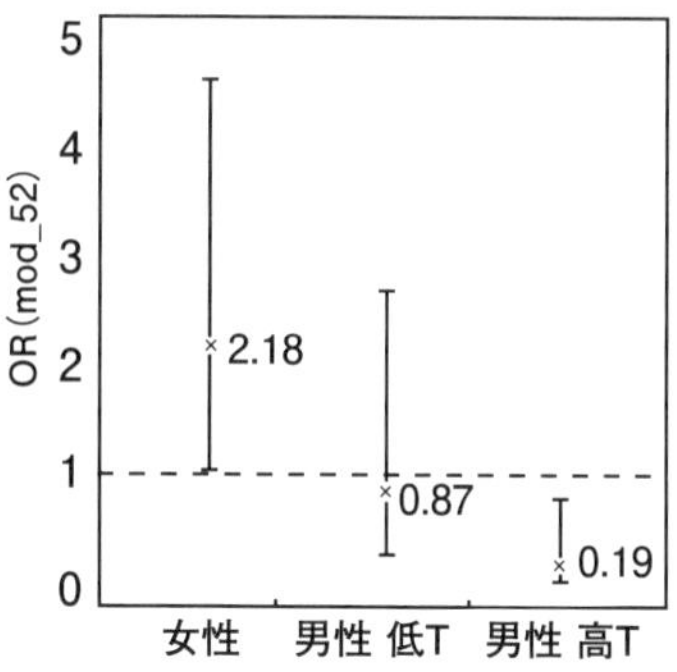

Furman et al. PNAS 2014

インフルエンザワクチンに対する反応の比較。一番左の女性が高く、中央が男性ホルモン値の低い男性、右が男性ホルモン値の高い男性の順で低くなっている

「理由のひとつとして、テストステロンが考えられています。インフルエンザワクチンの反応性を見てみると、だいたい女性の方が男性の2倍も免疫反応が起こりやすく、ワクチンが効きやすい」

男性の方が女性の半分しかインフルエンザワクチンが効かないのだ。しかもテストステロンが高い人と低い人を比べると、高い人の方が免疫がつきづらいらしい。

「僕は男性ホルモンが大事だと言ってますけど、唯一欠点があるとしたら、免疫を下げる可能性がある」

だからというわけでもないが、インフ

ルエンザワクチンで免疫がつきづらいという男性は、男性ホルモンが高い、勇者的な正義感に満ちている！　という言い方もできる。勇者はワクチンが効きづらく、インフルエンザにも弱いのだ。

ワクチンを打ったのにインフルエンザにかかってしまったら、(俺は男らしいんだな、だからインフルエンザにかかってしまったんだな)と思い、咳と熱の辛い日々を乗り切っていただきたい。

ちなみに実験ベースでは免疫に差が出るのだが、統計を取ると、男性と女性ではそこまで有意差は出ないらしい。病気の発症にはさまざまな要因がからみ合っているので、単純に男女の違いや男性ホルモンの量の差だけでは説明できないようだ。

男性特有の病気、前立腺ガン

男性特有の病気が前立腺肥大症。膀胱の後ろあたりにある前立腺が加齢により肥大化、膀胱を圧迫して尿の出を悪くする。

この前立腺にガンができる。

「前立腺のガンの発生には、男性ホルモンが不可欠なんですね。男性ホルモンがある程度ないと、前立腺ガンができない。先天性疾患で生まれつき男性ホルモンが欠如している男性というのは、前立腺ガンができません」

前立腺のガンは男性ホルモンが高いからできるわけでもないが、しかし男性ホルモンがなければ発生しない。

「女性に前立腺ガンはできないです。女性にも尿道ガンはあります。ですから尿道ガンの中に前立腺ガンが混じってるんじゃないかと思って、軒並みPSA（前立腺特異抗原。前立腺ガンの指標）を取ったんですけど、みんな陰性でした。だから尿道ガンは尿道ガンで独立していて、前立腺ガンとして出た女性はひとりもいないです」

なるほど。前立腺ガンは男性にしか見られ……ちょっと待って。前立腺ガンですよね。そもそも女性に前立腺はあるんですか？

「あるんですよ」

と久末医師がニヤリ。

「潮吹きってご存知ですか？」

潮吹き？　潮吹きってあの？

「あの潮吹きです」

潮吹きの正体とは？

潮吹き。

開高健がエッセイで、あれはオシッコだ、いやそうじゃない別の体液だ、と潮吹く女性と付き合った友人の話を書いているし、最近のAVはエクスタシー＝潮吹きという図式になっているようで、いつなんどきでもカメラのレンズがびしょ濡れになって終わるのだけども。

絶頂の瞬間、尿ではない何かが、壊れた噴水のようにシュバババとマットレスまでぐしょぐしょになるほど吹き上がるらしい。

とても本当のこととは信じられない。早稲田にカッパがいるという話と同じくらいに信ぴょう性がない。三本足のリカちゃんやミミズバーガーの類いとしか思えないのだが。

「僕もアダルトビデオとか見て、尿失禁だと思ったんです、最初」

ですよねえ。

「それが僕の海外の学会の仲間が、性交中にピュッと出るという女性を2人探してきて、どうやって出させたのかわからないですけど、ピュッと出たやつを試験管にとって調べたんです。そしたら驚くべきことがわかったんです」

どうやって出させたかって、どうやったんでしょうねえ。

「女性の潮を吹いた、潮のPSAの値がべらぼうに高かったんです」

PSAは前立腺のガンの腫瘍マーカーだ。その値が高い？

「PSAは基本的に前立腺でしか作られないんです。つまりこの女性たちは、女性なのに前立腺があって、その前立腺からこの液が出てるということなんです！」

なんと！

女性にも前立腺が！

「前立腺は女性にはないと思われていたので、これはどういうことか？　実際にエコーで見てみると、Ｇスポットと呼ばれているところに、女性の前立腺と思われるものがある」

マンピーのＧスポットは実は前立腺だった！　桑田佳祐もびっくり、飛んでるサザンも潮を吹く。

「僕は泌尿器科医ですから、膀胱全摘といって、膀胱ガンにかかり、手術で膀胱を取る人がいます。女性で膀胱と尿道を取ることになった患者さんに、ＰＳＡ染色という、ＰＳＡがあれば染色される免疫染色を試しました。もし染まれば、前立腺の存在が証明できるんです。そしたら、あったんです」

男性ほど広くはなく、範囲は狭いが男性の前立腺と同等の組織があったのだ。

「みんなじゃないんですよ。だいたい４割の女性にあるんです。だから潮を吹ける女性と潮を吹けない女性があるんですね。潜在的に潮が吹ける女性は４割、吹けない人

女性尿道周囲 PSA 免疫染色

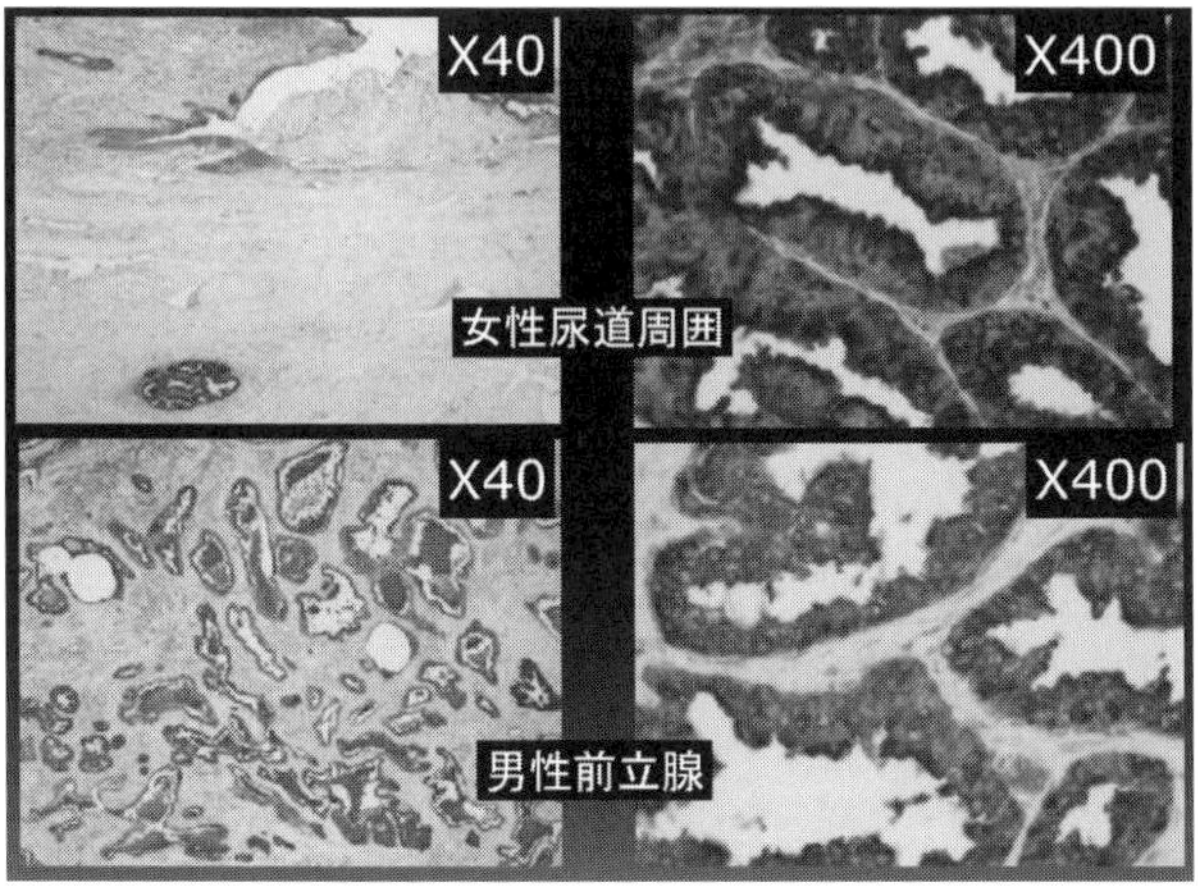

女性の尿道付近に見られるＰＳＡ

は6割いる」

　前立腺から分泌される前立腺液は、精液の約3割を占めるが、それが潮吹きの正体らしい。ただ同じ分泌液にしては量が違い過ぎる。

「そこでPSAが陽性だった患者さん10人に、インタビューを試みようと思ったんです」

　インタビューって、潮吹きますかって聞いたんですか？　すごいな、久末先生。知的好奇心の前に遠慮も何も吹っ飛んでますね。

「そしたら、膀胱ガンですから、10人中生き残っていたのが4人しかいませんでした」

そういうブラックなジョークはいいです。いや本当のことでしょうけど、まったく。怖いな、ガン。

「その4人の患者さん1人ひとりにインタビューしました。4人中3人は超激怒して、ふざけんじゃないわよってひっぱたかれて、インタビューになりませんでした」

ご愁傷さま。

「一応遠回しに、『若い頃、ご主人との夜の営みの途中で、太ももを濡らしたことがありましたか?』という聞き方をしたんですけど、おばあちゃんみんな怒っちゃって」

そりゃそうでしょうよ。相手は生きるか死ぬかの戦いを生き残ったガンサバイバーですよ。でも先生のような止められない好奇心が、医学や科学を発展させてきたんですよねえ。

「ところが、ひとりだけ優しいおばあちゃんがいて。頬をぽっと赤らめながら、ありました、って言ってくれたんです」

ほうほう。

「この人たちの中のひとりはそういうことがあったということで、潮を吹いてたんだろうと。だから、女性にも前立腺があるんです」

なるほど。奥が深い。

第2章

冴えないムスコを治療する

ここまで男性ホルモンの作用について、ざっくり理解できたと思う。

男性ホルモンの値が下がると、肥満や脂肪肝、高血圧や動脈硬化などの生活習慣病が起きやすくなり、さらに高齢になると骨密度も低下していく。

50代前後で、加齢による男性ホルモンの低下により、男性更年期＝ＬＯＨ症候群が始まり、うつ病の引き金になるとも言われている。

そうした男性ホルモンの低下を警告するサインが勃起不全であり、単にセックスができるできないに止まらず、広くメンズヘルスと寿命に関係してくる問題なのだ。

そして男性ホルモンの量は指の長さなどにも影響し、笑いや勝利のイメージで分泌量が増える。常用薬の副作用で下がることもある。

では泌尿器科では、勃起不全の患者にどのような治療を行っているのだろうか？

引き続き久末医師に話を聞く。

基本はバイアグラを使用

ＥＤ（勃起不全）の治療として最初に行うのが、ＰＤＥ５阻害薬（＝ホスホジエステラーゼ還元酵素阻害）の処方だ。バイアグラ、レビトラ、シアリスの３種類がある。

この３種類の薬は、基本的な効果はほぼ一緒だが、作用するまでの時間と持続性に差がある。

「バイアグラとレビトラは、内服してだいたい30分から１時間で効き始めます。その後、バイアグラは約４時間、レビトラは約８時間で効果を失います。一晩限りの薬ですね。シアリスはちょっと違って、効くまでに２〜３時間かかります。そのため、性交する２〜３時間前に飲んでいただかないといけません。代わりに血中半減期が長い。36時間有効だと言われています。基本的には２日間効くので、たとえば金曜日に飲んだら土曜日の夜まで有効です」

バイアグラが登場した当初、服用後に死亡する例が出た。そうしたリスクは今はどうなっているのだろう？

「基本的には副作用はほとんどないことがわかっています。当初、死亡例が出たのは、元々狭心症でニトロ系の薬を飲んでる方がバイアグラを併用したためなんです」

薬の相互作用で血管が開きすぎ、血圧が急低下したために死に至ったのだという。狭心症は血管が狭くなっている。血圧が急低下したことで心臓の血流が悪くなり、心筋梗塞で死亡した。だから心疾患を持つ人にPDE5阻害薬は処方できないが、健康な人には関係のない話だ。

バイアグラはもともと冠動脈の狭心症の薬として開発された。勃起が元気になったという副作用報告に目を留めたメーカーが、これはもしかして勃起不全に効くんじゃないかということで製品化した。だから心臓・血管系の病気を持つ人は、使う際に医師と相談する必要がある。

PDE5阻害薬には、心臓以外にも軽度の副作用がある。たとえば視界への影響だ。飲むと目の前にフラッシュのような光が飛んで見えるのだ。

「ブルービジョン（視界が青くなる）やキラキラ見えたりすることは、血中濃度の問題なので、時間が経てば消えます。バイアグラなら、4時間で効き目がなくなるのでその時点で消えます」

これはPDE5阻害薬が血管に働きかけるために起きる副作用だ。

「PDEは12番目まで発見されているんです。そのうちの5番目が陰茎の血管に分布してることがわかっています。だからPDE5を阻害する。そしてPDEの6番というのが網膜のところにあるんです。5番とけっこう近いんです。それでPDEの5番と反応してしまい、そういった副作用が出るんです」

人間の体は、化学物質が操っている。

血管が広がるのはcGMP（環状グアノシン一リン酸）の働きだ。cGMPによって血管の筋肉がゆるみ、血行が良くなる。血管も筋肉なのだ。血管を収縮させる化学物質がホスホジエストラーゼ還元酵素＝PDEである。PDE5阻害薬は主に陰茎に分布しているPDE5の働きを阻害する。この薬は陰茎の血管が収縮しないように邪魔をするのだ。

ご存じのとおり、勃起は陰茎の海綿体に血液が流れ込んで起きる。血流がうまく流れずに勃起不全が起きている場合でも、PDE5阻害薬が血管を収縮させないので血流が流れ続け、勃起する。逆に言えば、勃起を補助し持続させる薬であり、勃起そのものを呼び起こす薬ではない。勃たせるところまでは自分でがんばってください、ということなのだ。

心因性の勃起不全の場合は、勃起そのものをしないため、PDE5阻害薬は作用しない。

「他には、同じようにPDE5が鼻粘膜にもあることがわかっていて、鼻がつまるという方もいらっしゃいます。あまり知られていませんが、胃と食道の接合部にもPDE5があり、そのために逆流性食道炎が出る方もいます」

顔が火照ったり、頭が痛くなったりというような副作用もある。重篤な症状はないにせよ、小さな副作用はいろいろとある薬なのだ。

また欧米人と日本人とでは体形も代謝も違う。バイアグラは海外では100ミリタイプが販売されているが、日本では50ミリまでしかない。ところがレビトラ20ミリ、シアリス20ミリはバイアグラ100ミリに匹敵する。

個人輸入で簡単に買える時代ではあるが、副作用や体質のチェックを受けるためにも、医師から処方されたものが安心だ。

EDを治療するバイアグラ

やはりEDはバイアグラやシアリスを使わないと治らないのか？

「まず検査ですね」

採血により男性ホルモン値を測定する。生活習慣病のうち、脂質異常症や糖尿病などの血管に悪影響のある病気にかかっていないかどうか、血管年齢はどうかを調べる。その結果、動脈硬化が進んでおり、その結果としてEDが起きていることがわかったとする。

「薬をほぼ100％お出ししますね。そのバイアグラ、レビトラ、シアリス。患者さんが断らない限りは」

しかしPDE5阻害薬はあくまで勃起を維持する薬であって、ED自体を治療することはできないのではないか？

以前はたしかにそう思われていた。しかし最近の研究で、ＰＤＥ５阻害薬にＥＤ自体を治す力があるとわかってきたのだ。

「ＰＤＥ５阻害薬には、体の酸化ストレスを下げる作用がある。酸化ストレスに弱い臓器って、実は精巣なんです。精巣は酸化ストレスに弱い。そこで酸化ストレスを下げる薬を使うと、前立腺肥大症の患者さんはおしっこが良くなるし、勃起も良くなるし、テストステロンが上がるというデータがあります」

酸化ストレスを下げる薬というのがザルティア、別名はシアリス。

「前立腺肥大症の患者さんにはザルティアを出すことが多いですね。前立腺の肥大症は50代から始まります。症状がある方にはザルティアを出してあげると、勃起のほうも良くなって、酸化ストレスも下がって、と良いことずくめです」

前立腺肥大は男なら全員かかる病気

男性特有の病気として知られる前立腺肥大症。

肥大した前立腺が膀胱を圧迫し、頻尿や排尿困難などが起きる。さらに悪化すると失禁や腎機能障害を引き起こすため、侮れない病気だ。

EDと同様、加齢によって起きる男性特有の病気だが、この2つに関係はあるのだろうか？

「相関があるという論文はいっぱいあります。慢性前立腺炎や前立腺肥大とEDが関係あるんじゃないかとか。ただし、それが年齢によるものなのか？　両方とも加齢によってパフォーマンスが下がってくるため、相関があるように見えるだけなのか？まだはっきりとした結論は出ていません。基本的には前立腺の肥大症とEDが直接強く結びついてるというデータはありません」

前立腺肥大は男性は避けられない。

「前立腺の肥大症自身は、基本的に男性はみんななります。70才超えると、9割方の男性は前立腺に肥大結節ができます。僕もなりますし、皆さんもなります」

それは止めようがない？

「そうですね。前立腺の宿命ですよね。乳腺が思春期の時に大きくなるのと、前立腺が大きくなるのって似てるんですよ。時期は違いますけどね」

前立腺とオッパイの関係

「前立腺もすごく大きくなる人もいれば、全然大きくならない人もいます。僕は前立腺が大きい人に、『あなたの前立腺はGカップなんですよ』なんて言うことがあるんですけど、両方ともガンはできますしね。ガンができた場合に、両方とも女性ホルモンか男性ホルモンを抑える治療をすると効きますし。基本的にはすごく似てる」

オッパイの大きい小さいと前立腺の大小が同じ？

同じではないのか。似ているだけか。

前立腺が大きいと病気にかかりやすいかというと、そういうものではないらしい。

「症状が激しいから大きいかというとそういうことはないですし、小さいから症状が軽いというものでもない。肥大症と巨乳というのは、全く違うものですけど、イメージとしては似てると思います」

やはり似ている。

どちらもホルモンが関係している。では加齢とともに前立腺が肥大するのは、男性ホルモンが減るから、ということ？

「正直、まだどうして前立腺肥大症ができるのか、それがはっきりわかってないんです。何が前立腺に悪さをしているのかはわかっていないですし、どうして大きくなる人とそんなに大きくならない人がいるのかもよくわかっていません。年齢が上がるとテストステロンが下がってくる、そして前立腺が大きくなる。そこにナチュラルな理由があるはずなんですよ」

男性ホルモンと前立腺の関係は髪と男性ホルモンの関係に似ている。男性ホルモンの多い人がハゲやすいのは事実だが、額面通りなら、20才の時につるっぱげで70代になると髪がふさふさ生えないとおかしいだろう。単純に男性ホルモンが多い＝ハゲではない。

髪に作用しているのは、男性ホルモン＝テストステロンが変化して作られるジヒドロテストステロンだ。テストステロンが下がると、下がった分を補おうとジヒドロテストステロンが上がりすぎてしまう。体としては満たされるが、代わりに髪の毛が抜けてしまう。

前立腺肥大にもジヒドロテストステロンが関わっているかもしれない。

「まだ証明されていませんが、それだと合点がいくことがあります。ＡＧＡに効くテストステロン→ジヒドロテストステロンの変換酵素の阻害剤が、前立腺肥大症にも効く。ジヒドロテストステロンをブロックすることが効くということは、前立腺肥大症の引き金になってる可能性はあります」

切り札のホルモン補充療法

ＰＤＥ５阻害薬が効かなかった場合は、ホルモン補充療法が試される。

「男性ホルモンが低いと、バイアグラも効きづらいんです。バイアグラが効かなかった場合、男性ホルモンの値を見て、男性ホルモンを投与しつつ、バイアグラを投与します。そうすると、最初何もしてなかった時にはバイアグラが効かなかったのに、効くようになってきます」

しかし男性ホルモンが下がってくる人みんなが勃起障害になるわけではない。勃起障害と男性ホルモン値の低下は切り離して、治療することが多い。

基準となるのは血液中の男性ホルモン＝遊離テストステロンの血中濃度だ。

久末医師は遊離テストステロン12・５㎎未満の場合にホルモン補充療法の対象としている。

「昔、ガイドラインを作ったときには、日本のテストステロンは８・５㎎未満で切りましょうということで決めたんですけど、最近のキットが値が少し高く出るので12・５

mg未満にしています」

日本の場合、ホルモン補充療法で保険適用が認められているのは注射のみ。注射のために病院に通うのは大変なので、ホルモン入りのクリームを処方（保険は適用されないため、自費で高くなる）することもある。

最近は個人輸入で、国内で処方されていない薬が容易に手に入る。そうした経路で手に入れたホルモン薬を勝手に使って、副作用が出ることはないのか？

「容量をまちがわなければ、そんなに副作用が起こって困るようなお薬ではありません。もともと体に流れてるものですから。ただし、あまりに上がりすぎると、脳の下垂体のホルモンが出なくなってしまうんです。体内に男性ホルモンが過剰な状態になっていると、脳の下垂体が男性ホルモンをつくらなくてもいいと判断し、精巣に命令を出さなくなるんです」

その結果、精巣が萎縮してくる。まったく反対の効果が出てしまうのだ。

「過剰な投与を、半年、1年と続けていると、自分の精巣が萎縮しちゃって、投与をやめたときに、自分の男性ホルモンが出てこないという状況が起こる」

遊離テストステロン新規RIA法

旧法：DPCフリーテストステロン（株式会社LSIメディエンス）
新法：フリーテストステロン・RIAキット「SML」（Immunotech s.r.o）

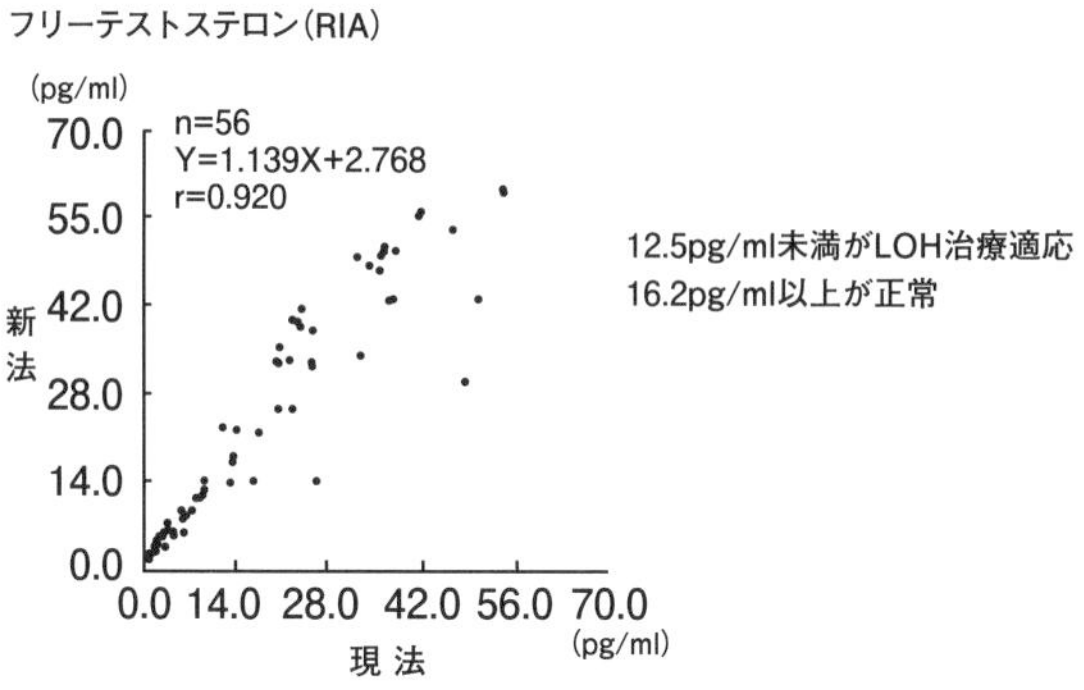

RIA旧法＝（RIA新法-2.77）／1.14

血中の男性ホルモン＝テストステロンの量。中央値は 12.5ｍg前後で、これ以下は補充療法が必要になる

男性ホルモンを過剰投与したボディビルダーの体が女性化する話は有名だ。筋肉はムキムキなのに、乳房ができてしまう。

「お年寄りで、自分の精巣はどうでもいい、最後まで補充し続けるんだという人はそのまま補充してもらいますけど。塗り薬を使うと過剰な投与にならないので、塗り薬に切り替える場合もあります」

最新治療法ED1000

血管性のED治療に、血管自体を拡張し、新しい血管を増やして対処する治療法が現れた。それが〝低出力体外衝撃波治療(使用する機器の名称から『ED1000』と呼ばれる)〟である。

ED1000は衝撃波を発生させ、患部の細胞を激しく揺らす。

「シアストレス(= shear stress：血管内腔表面の接線方向に作用する力)といいますが、衝撃波のようなストレスをかけると、生体が反応してサイトカインと呼ばれるホルモンを出すんです。サイトカインのうち、NO(=一酸化窒素)が最初に出ます。NOは血管を拡張するように働くので、陰茎の血管が拡張しやすくなります。つまり勃起しやすくなる」

衝撃波により血管内の血流が増大すると、血管の内皮細胞がNOを放出、血管を拡張して血圧の上昇を防ぐのだ。その結果、陰茎の血管が開いて血流が正常化する。

「もうひとつは、VEGF(= vascular endothelial growth factor：血管内皮細胞成

長因子)の働きです。これは成長ホルモンであり、成長ファクターです。これもNOと同じように出てくるんです。VEGFは血管を新しくしよう、新しくしようとするので、どんどんどんどん血管が新しく出てくる。新しくわーっと生えてくるんです」

ED1000は血管自体を新しく増やしてしまうわけだ。

元々は手術ができない狭心症の患者に衝撃波を与え、冠動脈に新しい血管を作るという臨床試験が行われていた。同じ血管のかたまりなんだから、心臓に使えるなら陰茎の方がもっといいんじゃないかと応用されて広がった。

ED1000での治療では、短期効果は血管拡張、長期効果は血管新生、つまり血管を新しくする。

高齢者のようにいくつも合併症がある人には効きにくく、年齢が若ければ効果的だ。

陰茎以外にも腎臓や心筋梗塞の治療でも活躍する新しい血管治療法なのだ。

「末梢神経がやられているような糖尿病の方や前立腺のガンの手術後の回復促進、血管性の動脈硬化でEDが起こってる場合には、この治療は非常によく効きます」

ED1000は血管を新生させるという性質上、治療に時間がかかる。

低出力衝撃波治療(LISWT)ED1000

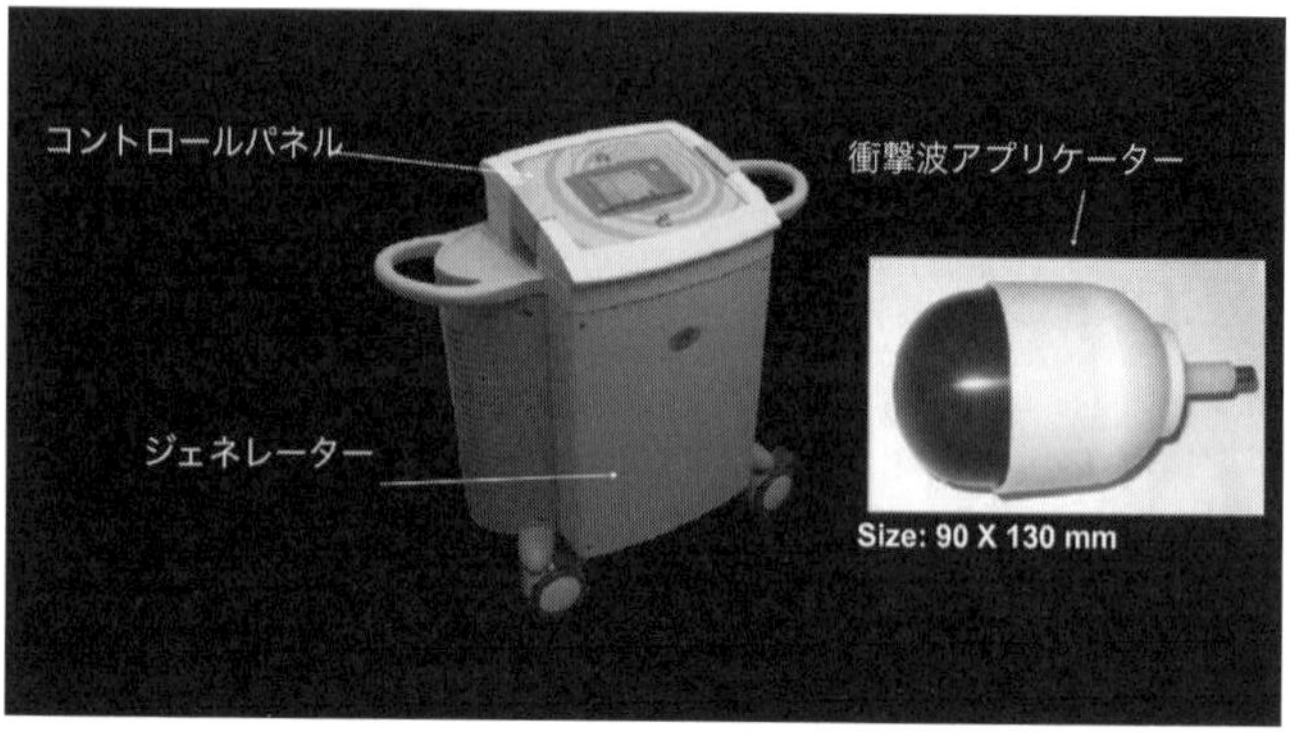

衝撃波によって血管の再生と新生を行う『ED1000』

「陰茎は先端、真ん中、根元に3つにわけることができます。さらに内部で2つにわかれて骨盤と繋がっています。つまり5つの部位にわけられます」

この5カ所にそれぞれ衝撃波を300発ずつ、計1500発を当てる。

それを週に2回、3週間続けたら3週間休み、再び3週間行う。計9週間の治療プログラムだ。

「これが新しい一番の治療だと思います。だいたい6割くらいの方の勃起状態が良くなり、挿入できなかった人ができるようになります。ED1000という勃起障害の治療は、薬を使わない、夢のある画期的な治療法なのです。自費診療になりますが、千葉西総合病院では治療可能です」

前立腺ガンの手術でEDに？

ガンが死亡原因の1位になって久しいが、現在、男性のガン罹患率トップはなんと前立腺ガンなのだ。

男性のガンといえば、胃ガンか肺ガンが普通と思っていた（私の父は胃ガンで、義父は肺ガンで逝去している）のだけど、前立腺ですか。

久末医師いわく、発症率が増えたというわけではないそうで、

「検診が進み、みなさんがPSA（前立腺特異抗原）の検査を受けるようになったこと、ロボット手術が導入されることで病院側の意識が変わったことが挙げられます」

より見つかりやすくなった結果なわけだ。

手術自体の成功率は極めて高く、早期発見なら１００％治るという（正確には術後10年後の生存率が１００％。つまり手術をすれば、最低でも10年は死なない。これが膵臓ガンの場合だと手術をしても生存率は10％ほどしかない。10人中９人が死んでしまうのだ）。しかし場所が場所だけに、手術後、前の方にも大きな影響がある。

「一番大きいのは尿失禁ですね。前立腺は膀胱の下にあって、括約筋とつながっている。手術をすると括約筋の働きが一時的に止まってしまうんです」

キュッとする筋肉がサボタージュするので、どうしてもおしっこが漏れてしまう。

「だいたい95％の方がおしっこ漏れます。でも３カ月ぐらいで８割の方はパット一枚で漏れのコントロールはできるようになるので、徐々に治っていきます」

尿漏れなんてまったくありがたくないが、ガンで死んでしまうよりはいい。

手術に伴い、もう一つ重大なトラブルが。

勃起障害である。

「昔はほぼ全例で勃起障害が起こり、改善しなかったんですよ。ある時、これは勃起の神経が傷ついているからじゃないかと気づいた医師がいて、前立腺の両脇に神経があることがわかり、その神経を残すことで勃起障害の発生率は下がりました」

前立腺の周りはこの2つの大きな神経から伸びた無数の細い神経が覆っている。ガンになった前立腺を切除すると、大きな神経は残せても、細い神経は残せない。だから一定の勃起障害はやむえなかったのだが、それを変えたのがロボット手術だ。

超精密手術が可能な手術用ロボットを使うと、なんと前立腺の周りの細い神経をすべて残したまま、前立腺の切除ができるという。

「栗の渋皮を残しながら、栗の中身だけ取り出すような手術ができるんです」

実際に手術の映像を見ると、精密とかそういう次元じゃない。神業である。

全力で勃起の回復に取り組む

「手術の前に、勃起の神経を残すかどうかを患者さんに確認します」

手術の説明は、大抵の場合は夫婦で話を聞く。

「旦那さんはガンが見つかったということで、頭がいっぱいで細かい話なんて耳に入らない」

そうでしょうね。死んじゃうかもと思い詰めたら、そりゃ何も聞こえないですよね。

「それで奥さんに訊くと、そんなの取っちゃってください！」

おい。

「夫婦生活も全然ないし、そんなもの残しても意味ないですから、取ってくださいとたいていの奥さんは言うんですよ」

なんてことを！

「ご主人はしょぼんとしてて、はい、取ってください、と言うんです」

……。

「でもね、しばらくするとトントンとドアをノックして旦那さんが、すいません先生、妻はあんなこと言いましたけど、なんとか神経残してください」

だよね。

「奥さんには内緒にしておくので、神経を残す手術をしましょうと」

いいですか、みなさん。

前立腺ガンの手術では勃起神経を残す手術と残さない手術があり、おろおろしていると奥様のひと声で勃起神経を取り去られてしまいます。勃起神経を取り去る、いわば一種の去勢。

勃起を取っておしまい！　奥様は魔女なのか。

「勃起のことを奥さんはよくわかってないと思うんですね。セックスの道具と思っているから、自分とセックスしていないならいらないだろうと考える。でも勃起するってそうじゃない。勃起すると若いと思うじゃないですか。朝立ちがあるだけで元気になれるじゃないですか」

そうです！　勃起、それはそそり立つ生命の証。

「最近は説明するのに、化粧品を例に出してます。男性には女性のわからないことがあって、肌の調子が悪いわと高い化粧品を買って、お化粧のノリがいいとか言ってますけど、あれは男にはまったくわからないんですよ、と。顔に粉を塗ってそれが落ちないとなんでうれしいのか、わからない」

女性の世界は謎に満ちてますよね。

ブラジャーのサイズもよくわからないし。90のBと78のDはどっちが巨乳なんだ?

「勃起は若さのバロメーターで生命の象徴なので、残せる神経は残した方がいいですよ、と説明しています」

手術後、神経の回復を早めるためには勃起させた方がいい。無理にでも勃起させることで血流が流れ、神経が受けた傷の回復が早まる。勃起することで、より勃起するようになるのだ。まさに勃起のポジティブサイクル。そのため、検査を兼ねてプロクタスタンジンE1という勃起させる薬を注射したりもする。

久末医師は力強く言った。

「僕たちは全力で勃起の回復に取り組んでいます」

マーベラス!

早漏を治すには抗うつ薬

ＥＤはそもそも勃起をしない。しかし勃起はするが、すぐに出てしまう早漏やまったく出ない射精障害も深刻な病気だ。

私の知り合いは遅漏が過ぎて、３時間経っても射精せず、それが続いて婚約者が逃げ出してしまった。遅漏の方が長く楽しめて良い気がするが、何にでも限度があるということだ。

まず早漏。

早漏といっても、実は射精までの時間は普通だったり、相手との相性で変わったり、人それぞれだろう。医学的な基準はあるのか？

「実際にストップウォッチで計るんですけど、1分以内に射精してしまう人は早漏なんですよね。あとは実際、患者さんが早いと感じたら、それは早漏として診断していいとなってます」

たとえば、もともと10分もっていたものが、最近は2分で射精してしまうとなったら、これは本人にとって早漏だろう。

早漏には2種類のタイプがあると久末医師。

「生まれつき早漏という人と、あとから早漏になってきたという人がいます。生まれつきの早漏は神経的な問題だったり、感覚の問題だったりがあると思うんですけど、後天的な早漏は原因がよくわかっていません。原因はわかりませんが、実際に病気としてはあるわけですね」

原因がわからないため、きちんとした治療法はない。現在、暫定的に使われているのが、三環系のうつ病の薬（SSRIという）だ。

「SSRIという薬は、元々副作用で、早漏の逆の射精障害を引き起こすことが知られていたんです。SSRIを飲むと射精できないし、精液が出ない。だからその副作用を使って、SSRIを早漏治療に使おうと。ヨーロッパではダポキセチンというSSRIが保険適用を通ってます」

うつ病は交感神経の亢進で起きる心因性の病気だ。SSRIは副交感神経の働きを活発にして、交感神経の亢進を抑える。早漏にSSRIが効くということは、何らかの緊張が副交感神経を鈍らせ、早漏を引き起こしているからかもしれない。

ヨーロッパではダポキセチンが使われるが、日本では認可されていないのだそうだ。うつ病でもないのに、抗うつ剤を飲むのは抵抗がある。抗うつ剤を飲むと頭がボーッとする。あの感じは、けして健康的ではない。

そこで最近、注目されているのが前立腺肥大症の薬だ。

「前立腺肥大症の薬で交感神経を遮断する薬があるんです」

前立腺は交感神経で制御されている。緊張が高まって交感神経が高ぶると、前立腺がぐっと締まってしまう。これが前立腺肥大症のひとつの原因とみられている。そこで交感神経に関わるα_1受容体をブロックし、前立腺の緊張をゆるめて症状を改善するシロドシンやナフトピジルなど数種類が販売されている。

「交感神経を緩めるお薬が前立腺肥大症に効くんです。交感神経を緩めてあげると、おしっこの通りが良くなる。それを私の先輩の医師が前立腺肥大のある早漏患者に使ってみたんですね。セックスは副交感神経の働きですが、射精は反対に交感神経が高ぶった時に起こるんです。だから交感神経を遮断して緩めてあげると、射精もしづらくなって長くなるというのがその先生のデータです」

妊活と勃起不全

最近、増えているのが妊活、すなわち妊娠のためにセックスをすることで勃起不全になってしまう例だ。

「昔、僕が泌尿器科の医者になった時代って、だいたい10カップルに1カップルが不妊カップルと言われていたんです。今はもっと多く、5カップルに1カップルが不妊カップルですね。倍に増えてるんですよ」

一番の理由は晩婚化だ。女性の社会進出に伴って、30才を超えてから結婚する女性が増えた。しかしその反面、年齢がかさめばかさむほど、妊娠しづらくなっていく。そこで不妊治療が人気になり、妊活が流行する。

「僕の外来に来る方で増えているのが性交障害、性交の時の勃起障害ですね。いわゆる妊活EDというのが増えてるんです」

妊活ED？

妊活は何をするのかといえば、射精の管理だ。

「排卵日が何月何日のここここだよと。あんた、わかってるねと奥さんに言われるわけです。ご主人はその日、もう必ず出さきゃいけない、勃たせないといけないし、出さなきゃいけない。この、しなきゃいけないというプレッシャーが、勃起しなくなる理由になるんです」

前章で説明したように、勃起障害で一番多いのは血管性の勃起障害だ。これは比較的高齢者に多く、バイアグラなどの薬や生活習慣病の治療で軽減していく。もうひとつが心因性の勃起障害。これは若い世代に多い。

「男性には、勃起しやすい状況としづらい状況があるんです」

自律神経の交感神経と副交感神経のうち、副交感神経が優位な時でなければ、勃起は起きない。

副交感神経が優位な時は、

・休憩している
・入浴中
・うたた寝している
・ご飯を食べている

など、リラックスした状態の時である。

ところが、交感神経が緊張するような状況、たとえば、上司に叱られたり、ケンカしたり、プレゼンの前で緊張してる、こうした状況では反対に交感神経が優位になる。

「ケンカで、このやろーとか言ってる時に、ギンギンに勃起してる人は絶対いないわけでね。それは自律神経によるものです」

セックスに緊張は天敵なのだ。

妊活EDは、まさにその緊張をセックスに持ち込むことで起きてしまう。

プレッシャーで勃起不全に

妊活ＥＤでは、パートナーが妊娠可能な日にセックスすることで妊娠の確率をあげていく。すんなり子どもができれば良いが、場合によってはそれが何年も続くことに。女性の年齢が上がれば上がるほど、妊娠しにくくなり、夫婦間の緊張が高まってしまう。

「その日に出さなきゃいけない、その日に挿入しなきゃいけない、排卵日の日じゃなきゃダメという色んなストレスがかかって、結果的に緊張が高まってしまうんです。そして挿入できない、あるいは挿入したけれど、途中で萎えてしまうとか、そういった性交障害が起きる」

妊活ＥＤは心因性の勃起障害だ。バイアグラ、レビトラ、シアリスといった血管性のＥＤと同じ薬を出すのも、一部の患者には有効だが、それは根本的な解決にならない。

「僕は泌尿器科の医者なんですけど、カウンセリング的なこともやります。カウンセリング的なことで、今まで何人も性交できるようにさせてあげましたし、何人も子供できたって連絡ももらってます」

まず勧めるのは、スキンシップ。

「男性が、奥様に対して恐怖感を持っているんです。その日に挿入して射精しないといけないという恐怖感から勃起しなくなっちゃうわけですから。そこで必ず手をつないで帰りましょうというところから、スキンシップを始めます」

何が何でも射精させようとする奥さんは、それは恐怖だろう。まして排卵日に残業や接待があったら、想像しがたい罵詈雑言を並べたてられたり、泣かせてしまったり、プレッシャー以外の何物でもない。そうなってくると、セックスどころか相手に触ることさえ、できなくなってしまう。セックスが苦行なのだ。

だからリセット。

手をつなぐという、付き合い始めには当たり前だったことからスタートする。

「改札を抜ける時も手を離さないで、ずっと今日はこれから手をつないで帰ってくださいという話からまず始めます」

そうやってスキンシップを重ねることで、互いにリラックスして将来を考えることができるようになる。それがうまくいかない場合は次の手段だ。

それがノンエレクト法である。

挿入禁止で挿入させる

挿入しようと焦るから、勃起不全になる。だったら挿入自体、しなくていいことにすればいい。

「まず最初に100%絶対に挿入しないでくださいとお願いします。それを奥さんとご主人の2人に言います。どんなに入れたくなっても挿入しないでください、それがこの治療法ですという話をします」

セックスを禁止するわけではなく、むしろセックスはしないといけない。ただし、挿入は禁止する。

「奥様のことは満足させてほしいので、手と口で必ずオーガズムを感じさせてあげてくださいという風にご主人に指導します。手と口でして、最終的に射精する時には、入れなければ何をしてもいいので、口を使おうが、奥様が何かしてくれてそれで射精するのはいいと。でも挿入しちゃだめですと言うんです」

この状態で1カ月ほど過ごしてもらう。それがうまくいったら、次に勃起を禁止する。

「勃起させない状態で、ペニスを奥さんの膣に入れてみてください。実は男性の陰茎というのは、勃起してない時が一番敏感なんです。勃起すると、感度は落ちるんです。勃起してる状態だと多少こすれたって痛くないけど、勃起してない時って痛いじゃないですか。だから敏感なんです。だから、勃起させないでください。勃起させない状態で、膣の中に亀頭だけ入れてくださいと。それで敏感な状態なので、奥様の膣の中の温かさとか湿り具合とかそういったのを感じて一体感があって、幸せだなという気持ちを味わうようにしてください、という風に言うんです」

男性の勃起不全には、妊活EDのようなプレッシャーによるストレス性のもの以外に、膣内射精障害という病態がある。膣の中で射精できないのだ。結婚してパートナーが膣内射精障害とわかることもあり、そうなると妊活以前の問題である。

なぜそんなことが起きるかといえば、オナニーのやり方に問題がある。机の角にこすりつける、寝ながら布団に押し付けてオナニーするなど、強い刺激のオナニーばかりをしているとそれに慣れてしまう。膣の中の柔らかく温かい刺激では、射精できなくなってしまうわけだ。だから結婚しても、オナニーはできるのにセックスができないという歪んだ状態になってしまう。

膣内射精障害の治療は、ＴＥＮＧＡのようなオナホールを使って練習する。オナホールで射精ができるようになるとほぼ膣内での射精もできるようになるが、それでもダメな人がいる。そういう場合も、ノンエレクト法は有効だ。

勃起させずに膣の中に入れるという行為を続けるとどうなるか？

「患者さんが言うんですね、

『先生せっかく熱心にやってくれたのに、やっちゃいました。入れちゃいました』

そこで

『射精できました?』

と聞くと、

『できちゃいました』

これが治療法なんです。男性ってほんとにナイーブなんですよね。しないといけないという状況で性交に臨むと勃起しないんです。逆に入れちゃいけないとか、出しちゃいけないとか、そうすると勃起させなきゃいけない、挿入しなきゃいけないという緊張がとれて、勃起しやすくなります」

見ちゃいけないというと見てしまうという、つるの恩返しのような話である。勃たせちゃいけないと言われると勃起し、入れちゃいけないと言われると射精する。

「膣内射精障害の場合、奥様の膣の中を味わう感覚はそれまで一切なかったわけです。それが膣の中を味わうという感覚が自分でわかると、それに興奮して、勃起するようになるんですね。そして盛り上がって射精してしまう。患者さんは失敗だと思ってるんですけど、僕にとっては大成功」

ノンエレクト法は文字通り勃起させない治療法なのだ。

久末医師はノンエレクト法で何人もの夫婦を救ってきた。ただし患者側の協力が必要となるため、成功するかどうかは半々なのだそうだ。

自分で調べる精子の元気

TENGA《テンガ》 MEN'S《メンズ》 LOUPE《ルーペ》

▽精子観察キットという便利アイテム

妊活で問題になるのが、男性側の問題。

女性は生理等でレディースクリニックに行く機会も多く、それなりの年齢になると自分の状態をいつも把握している。

一方、男性が泌尿器科に行くのは尿道炎か性病か、最近はバイアグラを買いに行くぐらいだろうか。

男は自分の状態をまったく知らない。

だから、いざ妊活となった時に問題が起きる。夫の精子数が少ないために不妊になっているのに、夫が妻の責任にしてしまう。泌尿器科で調べてもらえばいいのだが、行かない。精子がダメとなると、これはEDと同様で、自分が全否定されたように感じてしまうらしい。

健康診断を受けると病気が見つかる、だから受けない、という変な理屈をこねる中年男をよく見かけるが、あの妊活バージョンである。

女性からすれば、非協力もこの上なく、時間ばかりどんどん過ぎる。夫婦の言い争いも増え、そのうちダンナがストレスで勃起不全に。少子化も進むわけである。

人生にリアリティが欠けているのだ。

女性には、自分が妊娠したかどうか、自分で調べられる検査キットがある。この男性版はないのか？　男は妊娠しないので、精子の状態を自分でチェックできる検査キットがあればいい。

とりあえずそれでチェックできれば、泌尿器科に行く行かないともめる必要もなくなる。精子が動いてなければ、さすがに医者に行くだろう。

▽自分の精子を自分で見る

『TENGA MEN・S LOUPE』は、オナホールに大革命を起こしたTENGAが作った精子チェックキットだ。久末医師によると、

「スマホのカメラのところに、レンズを置くんです。レンズを置いたところの上に、自分の精液をポトンと一滴垂らしてやると、スマホで精子が泳いでるのが見えるんです」

それは簡単。

「うちの病院のローソンでも売ってます」

さすが。

商品は白と薄緑の、医薬品のようなパッケージで清潔感がある。スポイトと拡大レンズ、精液を入れる容器、粘着シールがセットになっている。

使い方は？

1．容器に入れる

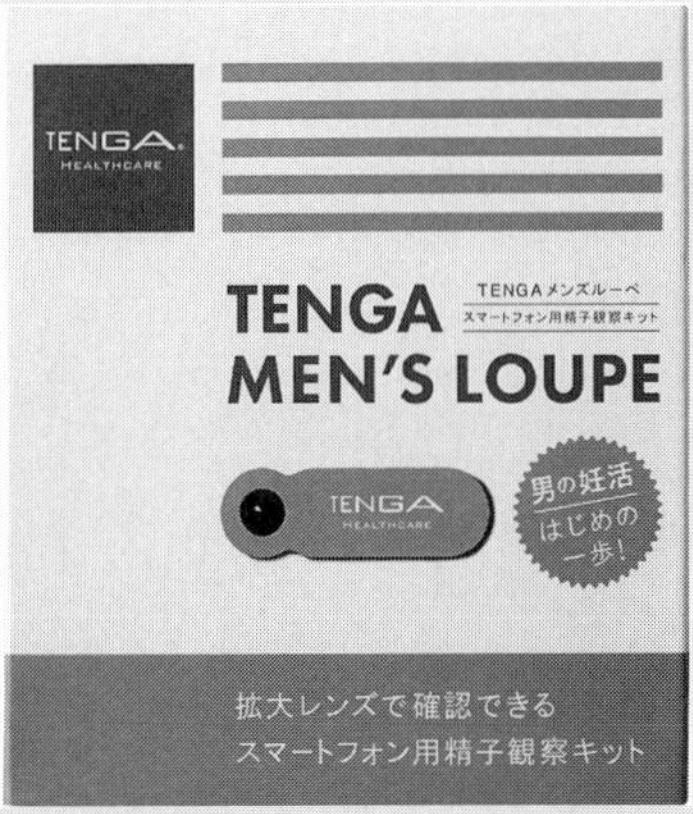

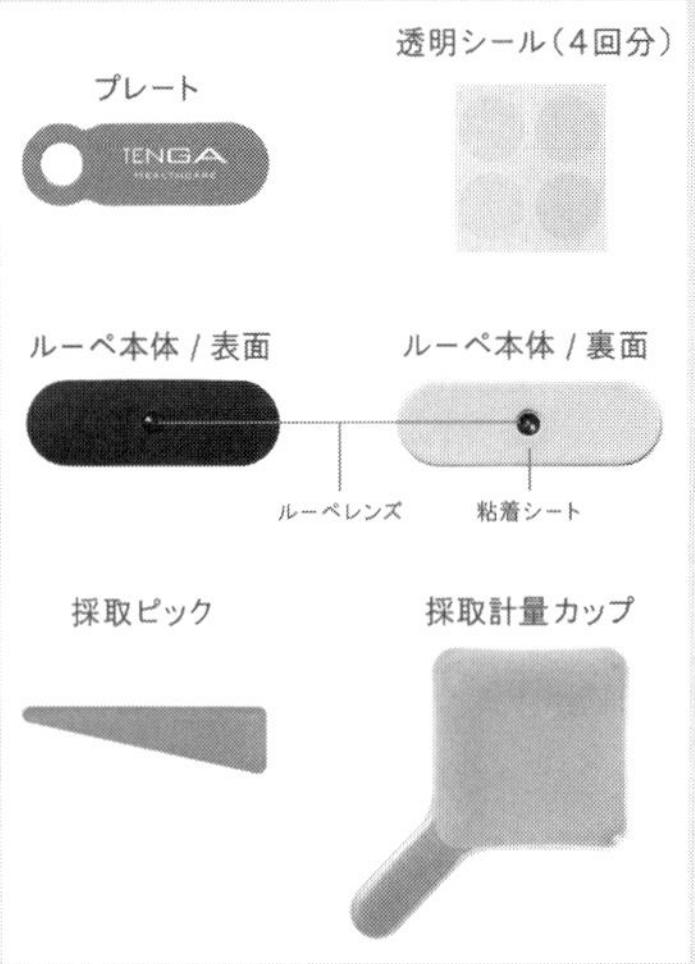

TENGA MEN'S LOUPE テンガ メンズ ルーペ
【スマートフォン用 精子観察キット】
参考価格 :1,620 円
発売元/製造販売元:(株) TENGA
公式サイト　https://www.tenga.co.jp/mensloupe/
TENGA オンラインストア　http://tengaonline.wpblog.jp/

2．プレートに透明なシールを貼る
3．スポイトで容器から吸い込んで、プレートのシールの上に垂らす
4．スマフォにレンズを装着、プレートをその上に載せて、観察
……容器に入れ……ずいぶん前に、みうらじゅんさんにお話を伺ったことがある。マイケル・ジャクソンが田無の飲み屋の2階にいる、自治体がゆるキャラの大会を主催して、「僕たちはゆるくないぞ〜！」とゆるキャラに叫ばせていたとか、面白い話がてんこ盛りだったのだけど、そのうち、なぜ我々はモテないのか？　という話になり、ボソッと
「まさか自分が50才にもなって、オナニーしてると思わなかったよなあ」

……そんなことを思い出しましたよ。

さて。

スマフォにレンズを貼って、言われる通りにプレートを近づけたものの、見えない。まるで見えない。もしかして……いない？　私、もはやアウトオブ妊活？

それはそれでかなりショックで、そんなショックは認められないのでリトライ。

シールを貼り直し、ライトをちゃんと用意してスマフォを覗く。プレートをゆっくり動かして、見える範囲を変えていくと、

あっ！　これ？　これなの？

想像と全然違った。今の中高年なら知ってるだろうか？　子どもの時に流行ったシーモンキー。大きめのミジンコのような小さな生き物が、せわしなくピクピク動く。あれである。それがものすごい数だ。画面の至るところで、バタバタと尻尾を振って暴れている。

見入ってしまった。自分の中に、自分の体とは離れて生きる生物がいる。

私が食べる食べ物はすべて死んでいる。死んだ肉を焼き、死んだ野菜を付け合わせ、死んだ米と食べるのだ。

死んだものでできている私の体から、生き物が生まれている。背中がゾワッとした。

（命ってなんだ？）

死んだものから生きているものが染み出る。

妊活の第一歩として有用なのは当然として、これは男も女も見た方がいい。

自分が生き物であり、自然からできることが理屈を超えて理解できる。
絶妙にこの世は作られているのだな。

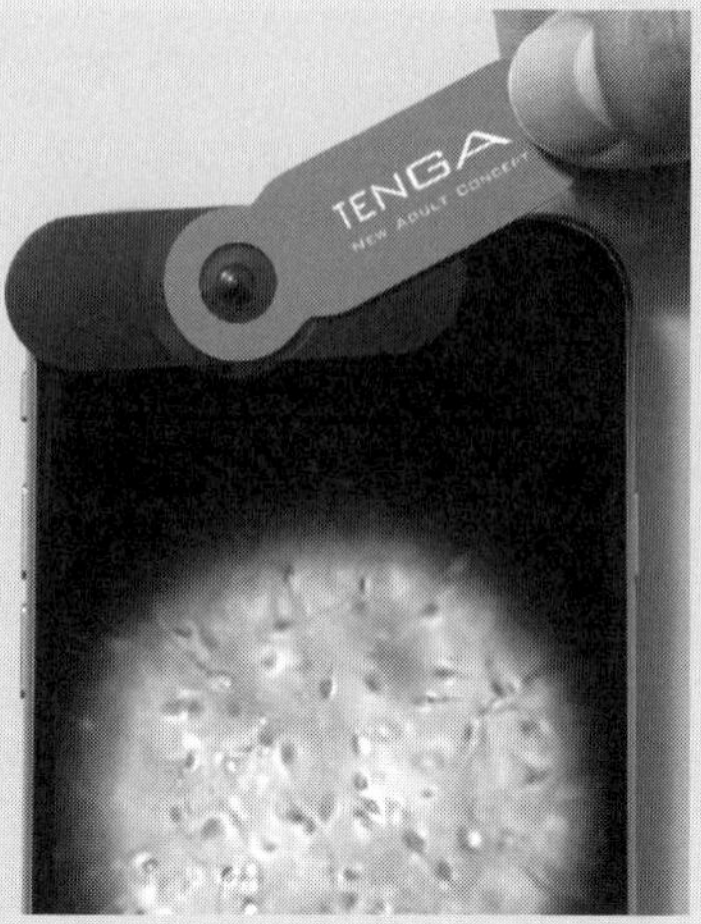

カメラモードのスマフォにプレートを装着すると、精子の観察ができる

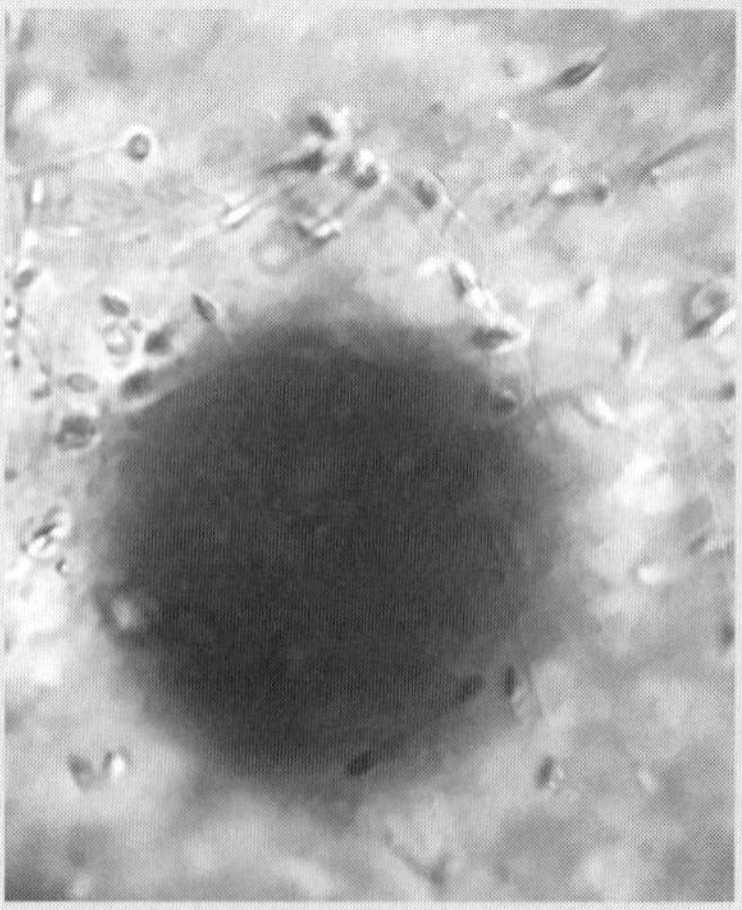
静止画ではわかりにくいが、非常に活発に動いているので、一度は自分の目で見た方がいい

セックスは脳のスイッチング

心因性のEDが男性に起きやすいのは、勃起というわかりやすい状態の有無だけではなく、神経の働きが関わっている。

勃起には副交感神経が大事だが、射精は交感神経が司っている。だからセックスの時には、男性の脳の中では副交感神経と交感神経のスイッチングが起こっている。

「セックスをしてて、突然うっとなった瞬間に交感神経に切り替わるんです。男性の体はすごく理にかなっているんですよ。セックスが終わった後で、男性が背中を向けて突然冷たくなってたばこ吸い出してってよく映画でもあるシーンですし、実際にあることじゃないですか？　いきなり交感神経に切り替わるので、それまでふがふが言ってたエッチな気持ちが急になくなるんです」

賢者タイムの正体である。

なんということはない、緊張と攻撃の神経である交感神経に脳がスイッチングするから、射精後に男は賢者になってしまうのだ。

「動物でも同じことが起こっています。これは動物たちにもすごくいいことで、射精した瞬間から交感神経が優位になって索敵が始まるんです。自分の精子が入ったメスを守ろうとするわけです。だからすぐに周りの状況とかも見れるようになるし、敵がきたらすぐに戦えるような状態になる」

野生で射精後にぼんやりしていたら殺されるかもしれない。即座に戦闘態勢に切り替わる動物の名残りが、人間にも受け継がれている。

「射精と同時に交感神経がぎゅっと高ぶる。そのために、いきなり性的な興奮はさめるし、そこから先何分かは勃起しなくなっちゃうんです」

セックスの後に眠くなるのは、メラトニンという睡眠をつかさどってるホルモン（時差ボケを治し、体内時計を調節する時計ホルモン）が、脳から出るためだ。射精した瞬間に脳から出るらしい。

「面白いことに、オナニーの時よりも、本当の性交の時のほうがメラトニンが出ることがわかっています。男性も女性もなんです。オーガズムの時にメラトニンが出るんです。オナニーと何が違うのかはわかりませんが、メラトニンの分泌量が明らかに違うんです。だからセックスをした後、みんな眠くなるんです」

ということは、セックスの後に奥さんや恋人が眠くならない、とても元気である、という時はオーガズムに達していないということになる。

男性諸氏は身に覚えがないですか？

逆？　いつも妻が先に寝てしまう？　それは幸せな夫婦生活ですね。

男性と女性の違い

よく聞く男女のセックスの違いに、エクスタシーの回数がある。ウソかマコトか、男は一度射精するとそれでしばらくはおしまいだが、女性には果てがないのだと。

昔から週刊誌に載っている話ではあるが、あれは本当なのか？

「男性のように女性は脳がスイッチングしないんです。ずっと副交感神経のままなので、何回も何回もオーガズムを迎えられる。男性は1回射精しちゃうとかなり時間がかかるんです」

　本当なのだ。女性が1回で、はいおしまい、となった時は、男性はちょっとご自身を振り返った方が良い。もちろん充実の1回という可能性もあるが。

　男性が特定の相手とのセックスに短期間で飽きてできなくなるというクーリッジ効果も、女性にはないのだそうだ。

「結局、それが男性と女性の脳の違いになって、喧嘩になって離婚したりするんでしょうね」

　女性はずっとパートナーに飽きない？

「好きになったり何なりは男性と同じであると思うんです。ただ、1回遺伝子を勝ち取るまでは、ずっと嫌いにならないと思うんです、セックスの回数が重なっていっても。基本的には受け身ですからね、女性は。男性の場合は、回数によってだんだん勃起しなくなっていったり、性交のクオリティが落ちてきますけど、女性の場合はそれがないんでしょうね」

日常生活で男性ホルモンを増やす

男性ホルモンを増やせば、基本的にはEDの恐れがなくなり、ホルモンの作用で健康になる。では男性ホルモンを増やすにはどうすればいいのか？

久末医師によれば、

・運動
・生活習慣
・食事
・サプリメント

である。

AV男優は自堕落そうに見えるが、ほとんどの男優は非常にストイック。ジムで体を鍛え、酒もたばこも嗜まず、早寝早起きという人が多い。1日に3現場4現場をこなす必要のある彼らにとって、少々の疲労や射精でも必ず勃起する体が必要不可欠。そのためには男性ホルモンが途切れない体作りが必要なのだ。彼らの生活は久末医師の指導とぴったり一致する。

▼運動

男性ホルモンの分泌は全身の筋肉量と密接な関係がある。筋肉量を増やせば、男性ホルモンは増えるのだ。逆にマラソンのような長時間の運動は、男性ホルモンを大きく減らす(月100キロを超えるジョギングで男性ホルモンは低下を始めるという)。ジョギングのような有酸素運動はほどほどに切り上げ、ウエイトトレーニングのような高負荷・短時間で筋肉を太くする運動が適している。

「筋肉が太いところを鍛えれば効率がいいですから、一番いいのは太ももなんです。人間の筋肉の中で太い筋肉は、太ももと背筋なんです。10%増えただけでも腕の筋肉の何倍も増えたことになりますから」

一番のおすすめはスクワット。

スクワット以外にも背筋のトレーニングも行いたい。

「高齢者のおじいちゃんおばあちゃんには、エレベーターに乗るのを極力控えて、階

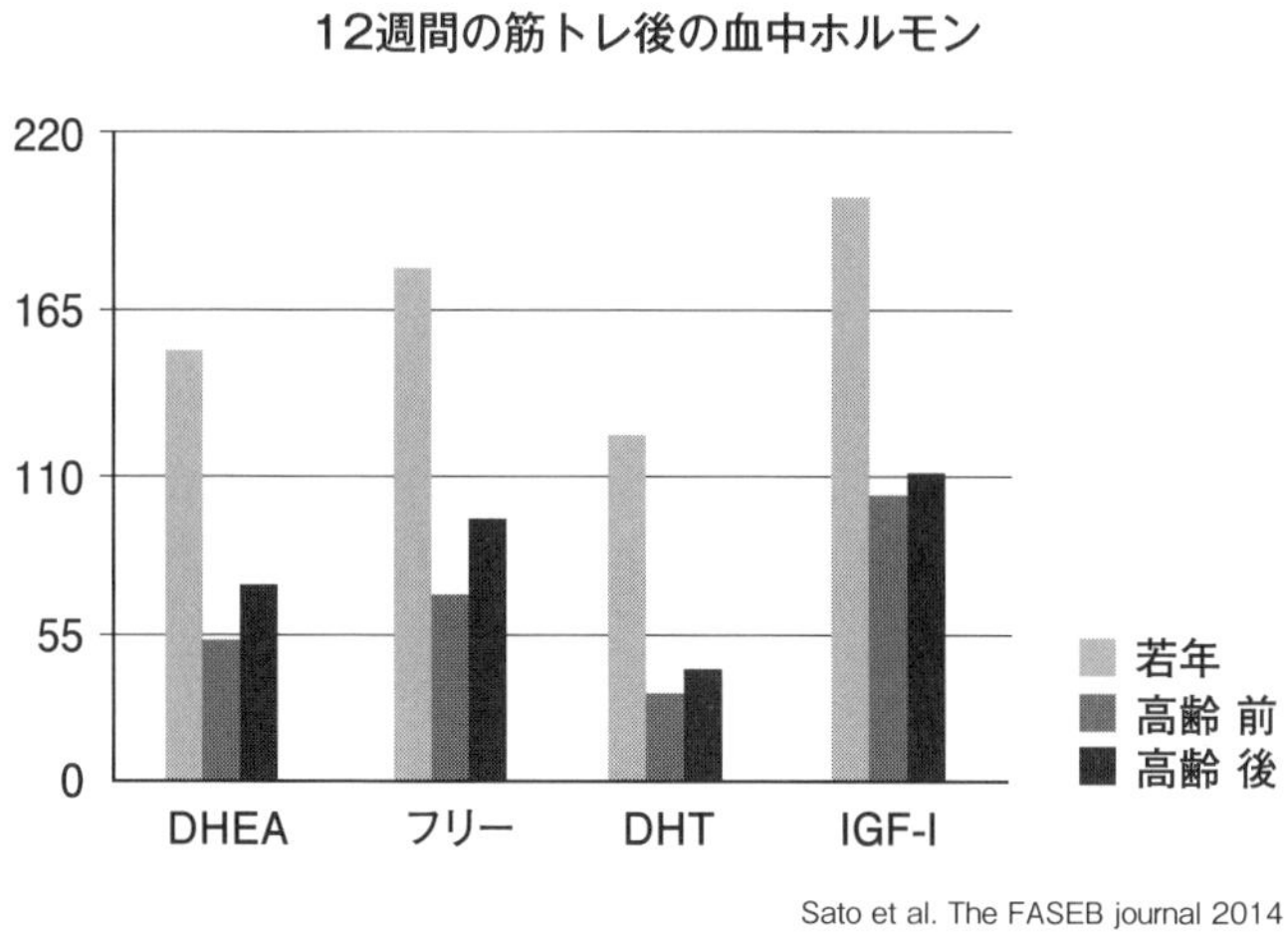

運動開始 12 週間後の男性ホルモン量の比較

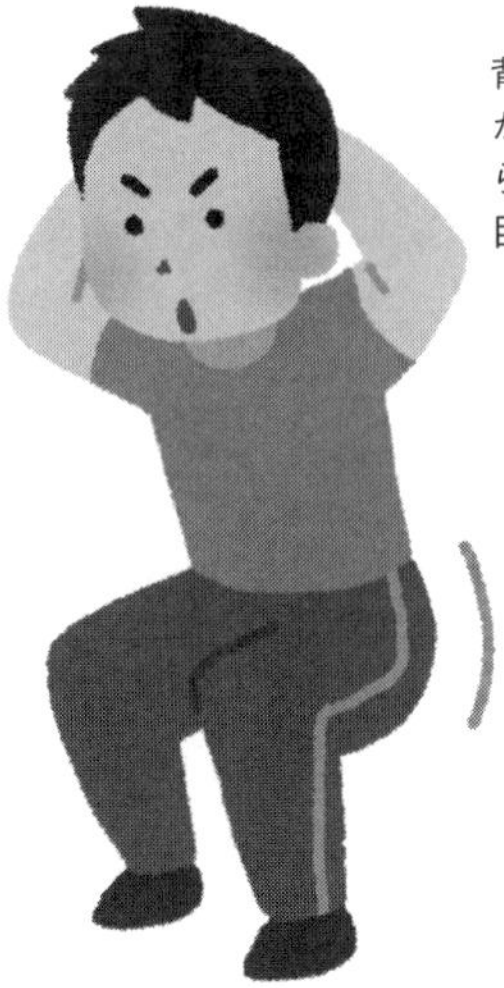

背筋を斜めにして、しっかり腰を下ろす。10 回から始めて、30 ～ 50 回を目安にする

段で行きなさいというのを勧めています。実際、それで男性ホルモン値が上がること
がわかっています」

▼生活習慣

前述したが、睡眠不足は男性ホルモンを下げる。

「徹夜すると良くない。徹夜する仕事、たとえば医者でも小児科の先生には、僕の患者さんが多いんです、男性更年期の患者さんですね。テレビ関係とかライターさんも多かったし、介護士や魚市場勤務の方もですね」

睡眠がいかに重要か、わかるだろう。

「世に言う過労死って、結局男性の場合は、20代でも研修医とかが自殺しちゃったりしますけど、やっぱりずーっと不眠不休で働いていてというのが、一番良くないんだと思う」

飲酒も良くない。

「二日酔いで具合が悪いというのは、アセトアルデヒドというアルコールの分解され

アテネ不眠尺度　Athenes Insomnia Scale(AIS)

睡眠因子	プラセボ(n=27) 前	プラセボ(n=27) 後	テストステロン(n=30) 前	テストステロン(n=30) 後
寝つき	1.03±0.19	1.73±0.17	1.04±0.15	0.77±0.12 *
中途覚醒	0.93±0.15	0.81±0.18	0.89±0.15	0.74±0.13
早朝覚醒	0.92±0.17	0.96±0.15	1.07±0.15	0.97±0.14
総睡眠時間	0.83±0.16	1.04±0.17	1.04±0.12	1.00±0.14
睡眠の質	1.37±0.16	1.35±0.17	1.50±0.13	1.29±0.13
日中の元気度	1.17±0.19	0.81±0.16	1.25±0.17	0.77±0.18 *
日中の活動	1.32±0.11	1.30±0.13	1.31±0.15	1.12±0.14
日中の眠気	1.33±0.12	1.38±0.14	1.36±0.11	1.00±0.10 *

*:p<0.05,paired t-test

睡眠と男性ホルモンの関係。睡眠不足で男性ホルモン値が低下する

飲酒とテストステロン(ラット)

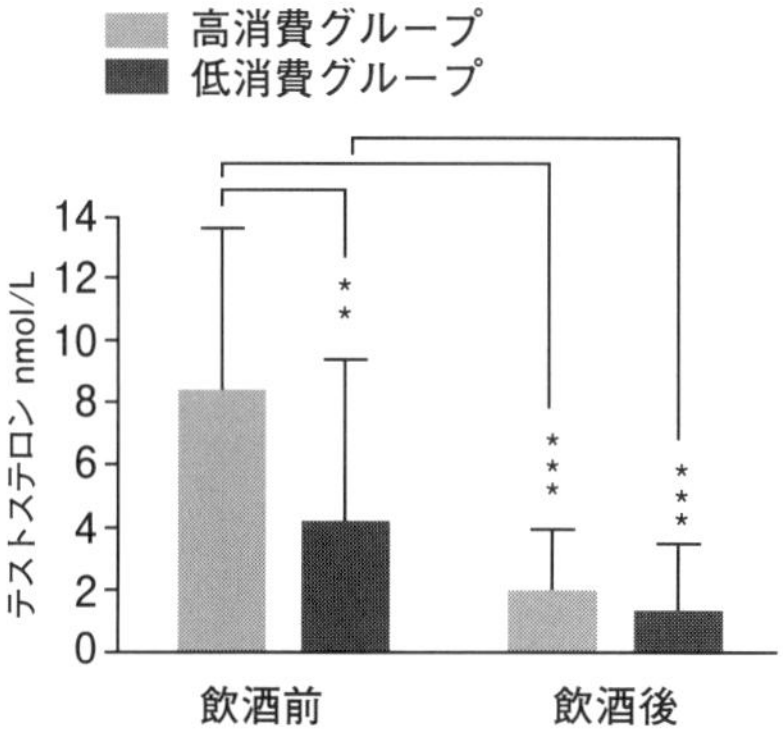

Etel€alahti et al. Alcohol 2011

飲酒をさせたマウスの男性ホルモン値を測定したもの。左が飲酒前、右が飲酒後。激減しているのがわかる

たものが溜まるからだけじゃなく、男性ホルモンが下がるから元気もなくなるんです」

深酒禁止。

「面白いのは、アルコールが好きなラットと嫌いなラットがいるんです。嫌いなラットはテストステロンが低い。アルコール好きのラットはテストステロンが高い。人間でも、『今日飲み行くぞ』とかって、テストステロン高そうな先輩とかですもんね。草食系の後輩とか、『今日僕大丈夫です』って感じのお酒飲まないような子というのはテストステロン低そうですよね、人間でも言えるかもしれない」

酒が飲めなきゃ男じゃない、みたいな昭和の文化も、男性ホルモンの量が多い＝男らしいの証明として、意味がないわけじゃなかったのかも。

▼食事

精力がつく食事といえばニンニクたっぷり肉たっぷりだろう。

「ニンニクは男性ホルモンを上げてくれます。特にタンパク質の一種のカゼインが豊富な食事と一緒に摂るといいということがわかっています。簡単に言えば、焼肉とニンニクとか、ステーキとニンニクとか、ああいったものが男性ホルモンを上げてくれるんです」

想像通りである。

「ニンニクとか長ネギ、玉ねぎ、そういったスタミナ野菜と呼ばれてる男性の好きな野菜には、独特なにおい成分のアリシンが含まれてます。アリシンは男性ホルモンを上げてくれるんじゃないかと言われてます。ただ、アリシンは熱に弱いんです。だからニンニクとかネギとか玉ねぎとか調理に使うと、すぐに効果がなくなる」

かといって、ニンニクの場合、生で食べると殺菌作用のほうが強く出る。胃が荒れてしまうのだ。

「ところが、ビタミンB_1とくっつくと、アリチナミンという強力な物質に変わって、熱に強くなります。このビタミンB_1が多く含まれているのが、簡単に言うと、赤身の肉です。牛肉や豚肉ですね。だから、中国人が中華料理を作って、これが精がつくとか言ってる料理というのは、基本的にはビタミンB_1とアリシンの組み合わせがけっこう使われている」

赤身の肉とニンニクやニラ、ネギ。まさに中華や韓国料理がずばりそのままだ。ニンニクはあの臭いが効くわけだが、揮発する。できるだけ逃がさないようにするには、餃子のように包んだり、丸ごと電子レンジで加熱するなどの工夫が必要だ。

亜鉛は精液の材料であり、男性ホルモンを上げるという論文も多いのだそうだ。

「髪の毛の中に含まれてる亜鉛が高い人のほうがテストステロンが高かったというデータがあって、亜鉛は確実に男性ホルモン量を上げてくれます」

効率が一番いいのは、牡蠣とニシン。カボチャの種、ひまわりの種にも多い。肉類やゴマ、大豆にも多く含まれる。

「亜鉛がよく含まれている食材は、牡蠣です。牡蠣がダントツなんですよね。だけど牡蠣ってそんなに食べられないじゃないですか。だから一番いいのは、キャベツなんですよね」

キャベツの亜鉛含有量は、100グラムあたり0・2㎎と牡蠣の14・5㎎に比べるとはるかに少ない。しかし牡蠣と違い、季節を問わずに大量に食べることができる。

調子悪いな、寝不足や深酒が続いたなと思ったら、キャベツとニラがたっぷりのもつ鍋や焼き肉かステーキで赤身肉とニンニクをどっさりだ。

▼サプリメント

ニンニクといえば、大変有名な栄養剤の武田薬品『アリナミンA』がある。アリナミンAの主原料は、ニンニクのパワーアップ成分であるアリシン。

「でもアリシンは熱に弱い。じゃあビタミンB_1とアリシンが化合したアリチナミンにすればいいということになった。だからビタミンB_1とアリシンを配合する薬を作ったんです」

ところがアリチナミンからはニンニク臭がする。それでニンニク臭を取ることを研究し、コーヒー豆がニンニクのにおいを取ってくれることが見つかった。そこでアリチナミンにコーヒーのにおい成分を加えて、フルスチアミンにしたという。それが今のアリナミンAである。

疲れた時はアリナミンAなどのフルスチアミン配合の栄養剤が効くのだ。

亜鉛のサプリメントも下半身に効くと宣伝されている。

「最近、ノベルジンという亜鉛の薬が保険適用になったんです。もともと、ウィルソン病という難しい病気にしか投与できなかったんですけど、今亜鉛欠乏症でも投与になったので、亜鉛の体内濃度が低い人には僕は出してます。値段は高いんですが、容量が多いので、サプリメントなんかよりもいいと思います。ノベルジンは出しますね」

金冷法は良いのか悪いのか

では最後に久末医師に聞いておこう。

昔から聞く金冷法、あたためて冷やしてを交互に行うことで、パワーアップするという民間療法は本当なのか？

今から30年も昔、私の大学の教授が、自分の性生活を書いた身もふたもない本を出した。当時の教授は大学生だった教え子と再婚していたのだが、その彼（当時50代半ばだったと思う）が朝晩実践していたのが金冷法だった。しかも濡れたタオルで陰茎を二百回叩くというトレーニングもセットで、それが下半身の若さの秘訣だとか。

そういうアホな文学部の教授がいたんですが、実際、金冷法は役に立つのですか？

「悪くはないと思うんですよ。精巣というのは基本的に冷やしたほうがいいので」

いいんですか。

「ただし、金冷法をやっていると、陰茎の皮下に肉下種ができることがあって、けっこうこれ厄介なんですよね」

なんですか、その変な病気は。金冷法のせいでそんな腫瘍ができるんですか。

「ものすごくガチガチになるので、ガンじゃないかと慌てて病院に来る人がいるんですよ。よくよく話を聞くと、金冷法をやって、陰茎にいっつも冷水ぶっかけて冷やしてたという人が多いんですよね」

抗炎症剤を1カ月くらい飲んでいると自然に消えるそうだが、恐ろしい話だ。

「だから金冷法はおすすめしないです。そういうことが起こります」

わかりました。変なことはしないに限りますね。

第3章

飲めば勃ち、勃てば入れよの魔法の薬

誕生日に友だちがくれた1日分4粒のお薬には、デカデカと
羊よ！　狼になれ！

……煽りますなあ。

成分はマカエキス、トンカットアリエキス、ヒハツエキス、ガラナエキス、マムシ粉末、ビタミンBにビタミンC。

男なら、誰もが夢見るファンタジーがある。

古来、飲めばたちまちに萎えた陽モツが起き上がり、体に精気が巡り、一晩中し続けられる媚薬があるとまことしやかに言われてきた。

バイアグラの登場により、萎えた陽モツが起き上がり、は実現したが、性欲を沸き立たせ、体力を回復させる魔法のような薬は本当にあるのか？

昔からマムシやオットセイや何やらかに何やらが効くと言われ、半信半疑でドリンク剤を飲んではみるが、本当にあれは効くのか？

トンカットアリだのガラナだの、絶対に入っている、あの横文字の正体は何なのか。

添加物を気にする主婦のように、成分表をじっくり眺めてみるが、不思議な気持ち

になる。こんなにたくさんの種類を入れて、それぞれの量なんて耳かき一杯もないのではないか？　仮に本当に効く成分だとしても、そんな量が効くのか？

皇漢薬品研究所は健康食品製造メーカーとして、昭和35年創業の老舗であり、動物系・植物系を問わず強壮素材を専門に扱っている。であれば、媚薬と呼ぶにふさわしい薬やサプリメントがあるのではないか？

学術調査室・室長で薬剤師の早川明夫氏に話を聞く。

トンカットアリはアリではない

トンカットアリという精力系のドリンク剤やサプリメントに必ずといっていいほど配合されている素材がある。名前が〝トンカットアリ〟なので、昆虫の蟻と勘違いする人も少なくないが、正体は植物の根だ。

マレーシアの伝承薬で、マラリアや腫瘍に効くとされ、不安神経症や疲労回復、不妊や性的不能の治療に使われてきた。

マレーシアの病院でLOH症候群の患者320人を対象に行われた試験では、1カ月間、トンカットアリ200mg／日を飲み続けることで、血中の遊離テストステロン値が平均46・8％も上昇したという。トンカットアリに含まれるユーリペプチド（アミノ酸の結合体）は酵素CYP17を活性化、テストステロンの生合成を促進するのだそうだ。これは男女問わずに作用があり、女性もテストステロン値が上昇する。

テストステロンが上昇することで、免疫力の上昇（日本人の男女83名を対象にトンカットアリ200mg／日を4週間投与、免疫細胞が増加し、約3・7才の若返り効果が見られた）や筋力の上昇（中国で男女25名に400mg／日を投与、遊離テストステロン値が男性61・6％、女性122％上昇、握力が10％以上増加した）など健康にポジティブな結果が得られている。

早川氏によると、男性向けの媚薬として期待できる生薬には次の機能があるという。
・男性ホルモンを含む、もしくは生産を助ける

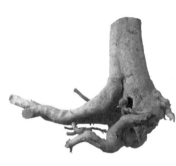

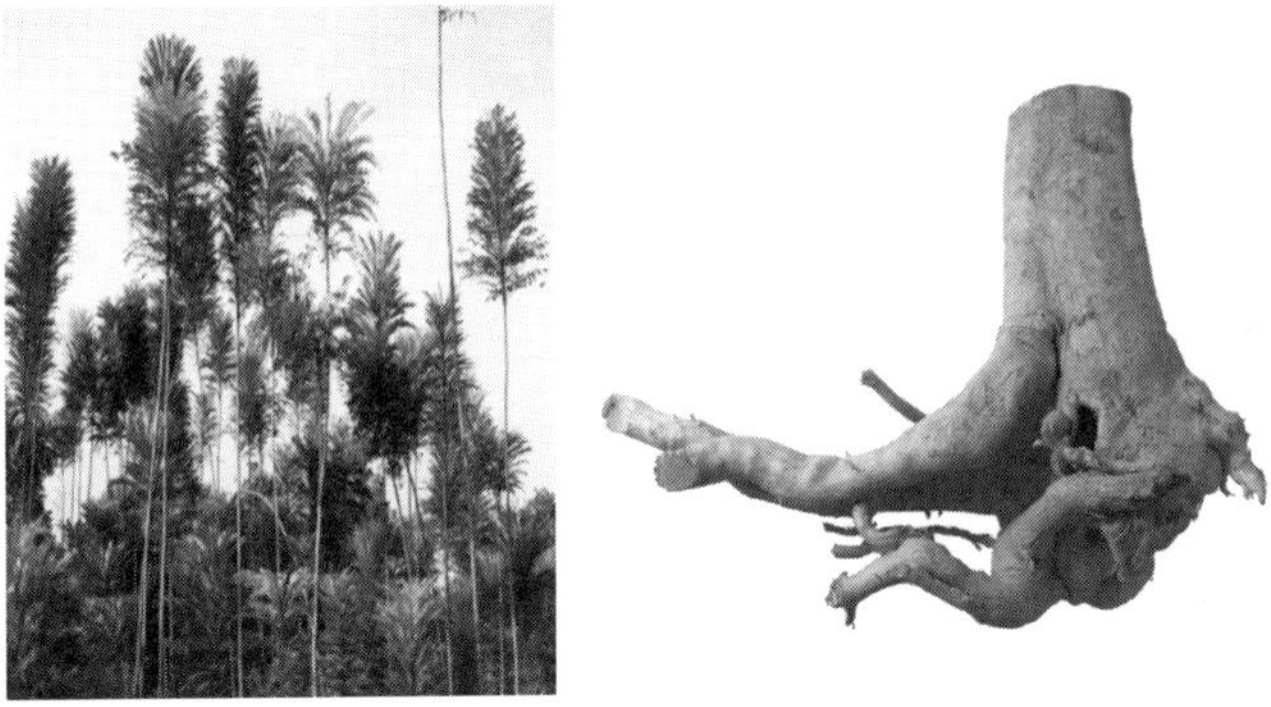

マレーシアの精力植物トンカットアリ。根に有効成分が含まれている

・血管でNOを発生させ、血管を開き、血流を改善

そうした点では、男性ホルモン値を上昇させるトンカットアリは、媚薬と呼んでいいだろう。

「一酸化窒素合成酵素という、NOを合成する酵素に作用すれば、精力剤として利用できます。レスベラトロールであるとか、朝鮮人参やアメリカ人参もそうですが、媚薬として用いられる植物には、NOの合成を活発化させるという働きがあります。ですから、血流を良くしたりとか血管を拡げたりとか、血管の老化を予防したりというのがあって、基本としてはそういうのがひとつはあります」

トンカットアリと並んで、よく聞くのがガラナだ。

「ガラナは、正直言って、カフェインのようなものです」

カフェインそのものではないが、カフェインに似た働きをする。

「リオのカーニバルで一晩中踊り続けるためにガラナを使っていたと言われています。眠くならない」

ガラナは南米の植物。南米で媚薬といえば、チョコレートだ。

「昔はチョコレートも強精剤でした。メキシコのアステカでは貴族しか利用できなかった強壮剤でしたし、今でもそういうイメージはあります」

興奮作用のあるテオブロミンが含まれているからだ。

「カフェインなどの刺激物は、だんだん慣れてしまう。日本人はお茶を大量に飲みますから、カフェインには耐性があるのでしょう」

ではマカは？

これも南米の植物。カブの仲間で、根菜である。現地ではニンニクや芋の扱いで、普通に料理に使うのだそうだ。精力を増す効果はないのか？　といえば、ホルモンに似た働きをするらしく、月経不順や更年期に有効な植物らしい。男には効かない？ 効かなくはない。90才で子どもを作ったおじいさんが、わしが元気なのはマカを毎日食べとるからじゃ、と言っているという記事を読んだ。

だから効かないとは言いません。しかしこれはドリンク剤の含有量では量が足りないだろう。

エナジードリンクに人参の理由

エネジードリンクに必ず入っているのが人参だ。あの赤い人参ではなく、朝鮮人参もしくはアメリカ人参である。

「朝鮮人参はカフェインと合わせると、カフェインの作用を強くします。そのため、エナジードリンクにはたいてい朝鮮人参が入れてあるんです。あれはそういう意味なんです」

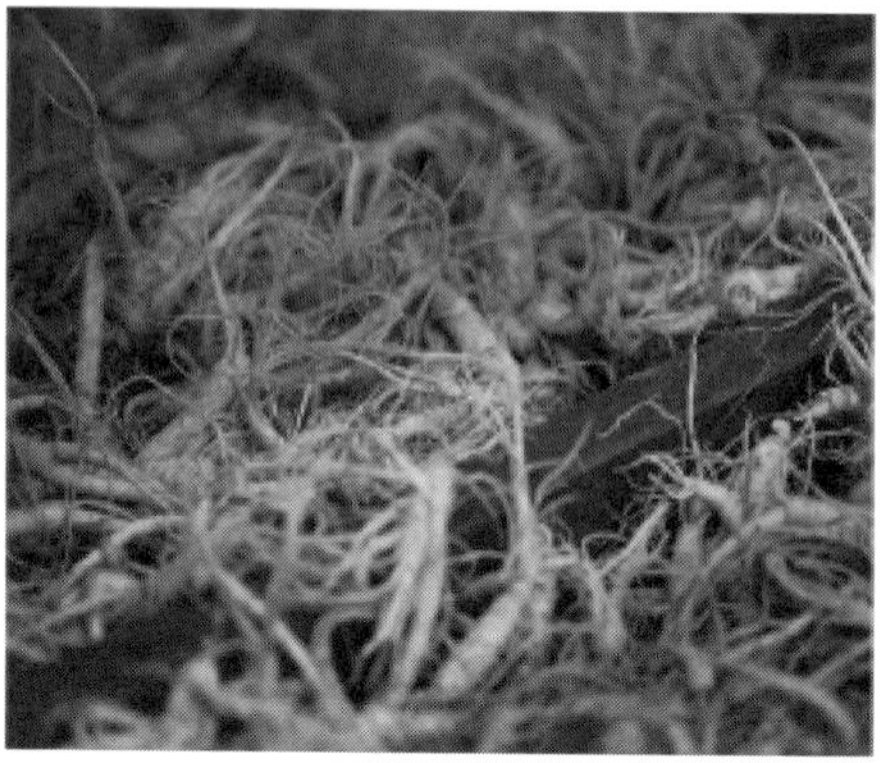

アメリカ人参（米国ウィスコンシン州産）

朝鮮人参には薬性を強める作用があるため、昔からいろいろな漢方薬に少量の朝鮮人参が加えられてきた。朝鮮人参自体に滋養強壮作用があるので、そのためと思われがちだが、違うのだ。あくまで他の成分の引き立て役である。

一方、アメリカ人参にはそうした機能はない。朝鮮人参の近縁種だが、朝鮮人参に含まれる興奮作用はなく、代わりに強い抗酸化作用と細胞の損傷を抑制するジンセノサイドを含んでいる。インディアンが利用してきた植物で、粉末にした根の液を強壮剤として利用したり、受胎能力が増すと女性が飲んでいたと言われる。

現在知られている効果効能は、ストレスや疲労の軽減、血圧降下、免疫系の改善、血糖値の上昇の抑制などがあげられる。運動後の活性酸素の発生を抑えるという研究もある。

「まとめていえば、アメリカ人参の効用は、集中力とか若返りですね」

成分は肝臓や免疫の薬として知られる田七人参に近い。

「朝鮮人参は少量でも、下手すると心臓がバクバクする人がいらっしゃいます。合わない人がいるんです。私もクライアントでそういう人がいてびっくりしたことがありました。ものすごく少ない量だったんですが、そんなことが起こるんだと驚きました」

人参という名前は同じでも、効果は逆らしい。

「極端な話、やる前には朝鮮人参を飲み、やった後にはアメリカ人参を飲むという使い分けみたいな感じですね」

なるほど。

「最初は朝鮮人参で興奮させておいて、クールダウンさせて早く回復させるという場合にアメリカ人参を使うんです」

血流を改善するイチョウ葉エキス

脳に効くと言われているイチョウ葉エキス。

「基本的には、血流を改善するサプリメントです。血流を改善します。特に男性の方には、血流の改善が重要です。女性の場合は勃たなくても、という言い方はあれですけど、男性は勃たないとできません。血流が非常に大事です」

アルツハイマーに効く、記憶力が向上するなどと言われているが、ようは血管拡張作用があることから血流を改善する。だから脳だけではなく、血管全体に効く。髪に効くと言われているのも、血流の改善効果があるからだ。当然、勃起力の改善にも役立つ。

頭が良くなる薬、スマートドラッグのうち、記憶力を改善するとされるヒデルギンやビンポセチンも脳の血管に選択的に働きかけ、血流を改善する。脳梗塞などの予後に使われる薬だ。

漢方の世界では気血の流れを何よりも重視する。健康とは体の中を気と血液が滞りなく流れて巡っている状態なのだ。西洋医学に気の概念はないが、それでも動脈硬化や高血圧など血流の不具合が、生活習慣病の原因となることがわかっている。

すべては血流なのである。

セレンとはなんだ?

現代の食生活で、アミノ酸からビタミン、ミネラルまで必要な栄養素が不足することはかなりまれだ。

もちろん多くの独身者の食事はバランスが悪いし、仕事のストレスで過剰にビタミンを消費してしまい、調子を崩すこともあると思う。しかし昔に比べれば、栄養失調は大幅に減っている。誰もかれもがダイエットをするほど栄養過多だ。

その中で、日本人に不足しているのがセレン。

セレン?

「セレン、セレニウムです。タンパク質と化合して、抗酸化、抗ストレスの作用があります」

いわゆるアンチエイジング物質で、血管の強化や抗ガン作用もあるそうだ。

日本人がストレスに弱いのはセレン不足？

このセレン、精子の運動性を助ける機能がある。セレンがないと精子の元気がなくなるらしい。前立腺ガンのリスクファクターで、不足すると前立腺ガンのリスクが上昇する。

セレンが日本人に不足しがちなのは、土地の関係だ。

「たとえば亜鉛は海の生物から摂れますが、セレンは土地からなんですよ。その土地にセレンが不足していると、もうまったくとれないんです。だからアメリカでは、その土地のセレン含有量がすべて調べられていて、少ない地域の人たちはセレンを補うように指導されるんです」

では日本は？　というと、国が調べていない。調べてくれない。

日本人にセレンが足りないのか足りているのか、全然わからないのだけれど……たぶん、足りない。

「日本って、火山灰地でミネラルが土壌にもともとあまりないんですよ。他の国は海から隆起した土地が多いのでミネラルが多いんですけど、日本は火山がばーんと噴火してできた土地なので、そういう土地はミネラルが元々少ない。しかも雨が多いのでみんな流れちゃう」

土地から植物が吸い上げて、それを人間が食べるのは正常なサイクルだが、日本は地面にセレンが少ない。欧米人は日常でとれているので問題ないが、日本人はともすれば不足する。

「ナッツ類にセレンは多いんですが、ナッツの生えた土地にセレンがないとナッツにもセレンが含まれないんです。セレンは意外ととりにくいですよ」

そこまでナーバスになる必要はないが、ちょっと薄くなっているなとか少ないなとか妊活だなという時は、意識的にナッツ類をとるとセレンも亜鉛もとれて良いわけだ。

これは効くぞ！　ロクジョウとイカリソウ

これは効く！　という生薬はあるのか？　トンカットアリは効くだろう。他は微妙な感じだ。

マムシも効くが量が問題。マムシにはアミノ酸の中でもっとも抗酸化力の強いグルタチオンの前駆体がうなぎの２００倍も含まれている。養●酒の主成分もマムシ酒だ。しかし効くまで時間がかかる。毎日おちょこ一杯を飲んで、半月ほどで効果が表れるというから、今晩どうこうしたい方にはのんびりすぎるだろう。しかし効くのは本当。私の知り合いの農家が、飼っていた羊が老衰で歩けなくなったので、マムシ酒を飲ませたら立ち上ったという。効くのだ。

「正直言って、漢方薬で、もし精力剤を挙げろと言われたら、イカリソウとロクジョウを挙げます」

ロクジョウ？

鹿茸と書くんですか。

本当に効くんですか？

「効きます。ロクジョウはたしかに効きます」

ロクジョウもイカリソウも、即効性がある？

「そうです」

本当にあったのか、夢の精力剤！

都市伝説だとばかり思っていた。

「ただし、海外のサプリって、ロクジョウには必ずリコピンを入れてるんですよ」

リコピン？

「トマトの赤い色素ですね。なぜかと言うと、リコピンには前立腺肥大を抑えるという作用があるんです。ロクジョウは男性ホルモン的な作用があるので、常用してると、だいたい前立腺肥大というか、あっちに、ちょっと副作用が出ることが多いので」

なるほどね。

効くだけに、危険があるんだ。

「それで海外の製品は、リコピンを入れてるんです。中国では、ロクジョウには必ずアメリカ人参を加えます。プラスマイナスでバランスを取るためです」

そんなに強い薬なのか。

ロクジョウは鹿の角なんですか？　角ではない？

「袋角です。鹿の角は毎年生え変わるんですが、角が抜けた後に柔らかい毛に包まれた角のようなものが生えます。それが袋角です。しかもチロクジョウ（血鹿茸）と言って、中に血が入ってる若いロクジョウじゃないと効きません。乾燥化したやつはもうダメです」

天皇家にも将軍にも献上されたロクジョウ

なんだかすごい代物ですね。血の袋ですか。

そんなものが売られているんですか？

「今、長崎などで国産で作ってる人たちもいらっしゃいます。それに春の鹿狩りは、昔は、天皇家にロクジョウを献上するためにやっていました」

本当に？

それはまた、すごい話ですね。

「もともとの目的はロクジョウだったんですよ。今は儀式的というか、そういうのはないんですけど。昔は北海道からオットセイを徳川家に献上してましたし、お上には強壮剤を献上してたんです。なんせ、将軍様は子供をいっぱい作らないといけないので。みんな献上してたんです」

鹿はなんでもいいんですか？

「バイカジカとウマジカという鹿がいて、それの角は医薬品なんですけど、トナカイでも同じ効き目です」

トナカイ？

トナカイって鹿でしたっけ？　あれも鹿か。

「トナカイの角の若いやつを摂れば同じです。効き目があります」

でもこればっかりはそこらで売ってるものではないですもんね。漢方薬屋さんでも聞いたことないですもんね。ロクジョウ置いてあるって。

「アメリカで、酒にロクジョウを漬けてチンキ剤にしたものが手に入ります。あとは香港や台湾とかに行って、薄いやつを。値段がもう、チロクジョウの高いやつは大変高くなるし、真っ白けで骨みたいになったやつは、すごく安い」

効くと言っても、血管拡張とか男性ホルモンとかいろいろだと思いますけど、ロクジョウの効果はどういうものなんですか？

「脳を刺激して、男性ホルモンを上げるんですね」

脳を刺激する？

「性腺刺激ホルモンというか、あっちをちゃんと出させるという言い方は変ですけど。女性の更年期障害も一緒ですけど、ストレスを受けると、内分泌を統合してる視床下部という部分がダメになってきて、そこから出るホルモンの働きがおかしくなるんです」

脳の問題なんですか。

「そうですね。それが女性よりも男性のほうが直接あっちに結びついている。女性はどちらかと言うと、そのまま脳の問題として出る方が多いんですね。だから、女性の更年期って、ホットフラッシュみたいな神経の異常として出やすい。でも男性はどちらかと言うと、下半身に出る方が多いんですよ。若い人でもストレスを受けるとダメになる人が多いのは、脳の問題だから。下半身の問題ではないんです」

ロクジョウは性腺刺激のホルモンを出しやすくする、もしくは強制的に出させる？

「ホルモンを調節する。だから、朝鮮人参にもＮＯにも似た作用がありますけど、どちらかと言うと、ストレス耐性をつけるという感じです」

女性に効く媚薬？

もう一方の雄、イカリソウは中国では淫羊霍と書く。四川省の羊が1日に100回も交尾するので、何を食べているのかと観察するとイカリソウを食べていたとか。

西洋でもホーニーゴートウィードの名前で知られる精力剤である。

養●酒やユン●ルにも配合されており、滋養強壮全般に効果が高い。血管を拡張して、血流を改善する。

面白いのが含有物質のエピメジンだ。性ホルモンの分泌を促す作用があり、文字通りの媚薬。だから男女問わず、イカリソウは効く。男性は勃起不全、女性には不妊に良いとされるのだ。

女性に効く精力剤なり媚薬なりはないのか？

飲んだらポッと頬を赤らめて、なんて面白いことが起きればいいが、そこまでは望まなくても、日々の夫婦生活で手を払いのけられる悲しさが減ればそれで十分。

「女性は燕の巣ですね」

え？　中華の？

燕の巣は、単にコラーゲンなんじゃないんですか？

「あれは若返りです。でもどっちかと言うと、女性の場合は精力剤というより、若返りのほうです」

女性ホルモンを誘発するんですか？

「そうです。燕の巣と……真珠ですね」

真珠？

「真珠の粉末です」

また高価な。

「昔、一時、30代前までは香港に年に4、5回行ってましたけど、その時、30代40代の女性は、必ず真珠買ってました。香港に行っては真珠の粉末をみんな買ってましたね」

効くんですか？

「ええ」

効くんだ。

「私の知り合いに、中国系でお金持ちのお嬢さんがいまして、その方も香港に行ってはやっぱり買ってました」

真珠の粉末を飲むんですか？

「ええ。飲んでました。女性はどちらかと言うと、美、というか、顔を若く保つという。燕の巣と真珠の粉はそっちなんでしょう。男性とは目的が違いますから」

女性にとって若くあることは、男性の勃起と同じ意味合いで非常に重要。

「強壮剤って日本の薬局さんでは手に入らないことが多いんですよ。だから私も買うんだったら、香港か台湾。あっち行ったほうがいいよと。質のいいのが手に入るし、ネタも安いし、今だと航空券も安いしっていう。だからあっちで買えって言いますけどね、強壮系のものは特に」

香港に買出しに行こうかしらん。

新世代のエース、ムクナ

毎年毎年、何かしら新しい健康食品が登場、ブームになっては消えていく。これから出てくる、新しい精力剤は何かあるのか？

「ムクナでしょう」

ムクナ？

「豆の一種ですね。東南アジアでは一般的に生えてる豆ですが、医学的に一番研究して伝承医学としてやっていたのがインドです。なのでデータもほとんどインドです」

何に効くんですか？

「あちらでは男性の不妊治療に使っていますね」

ホルモン分泌を改善する？　まるでロクジョウですね。

「ストレスを受けると、プロラクチンと言って、乳中分泌、女性だと妊娠して子供を育てる時に出るホルモン、あれも男性が上がるようなんです。プロラクチンとドーパミンは拮抗していて、ドーパミンがあるとプロラクチンを抑えることができますが、それがないとプロラクチンが上がってしまい、男性はあっちがダメになる」

面白いですね。ストレスで勃たなくなるのは、プロラクチンが上昇するためなのか。

「そこでムクナを飲むと、直接、脳にドーパミンという形で働きます。ドーパミンを増やすことで、プロラクチンを抑えます。そうやって男性本来の脳にすると下が元気に」

強精剤になるんですか？

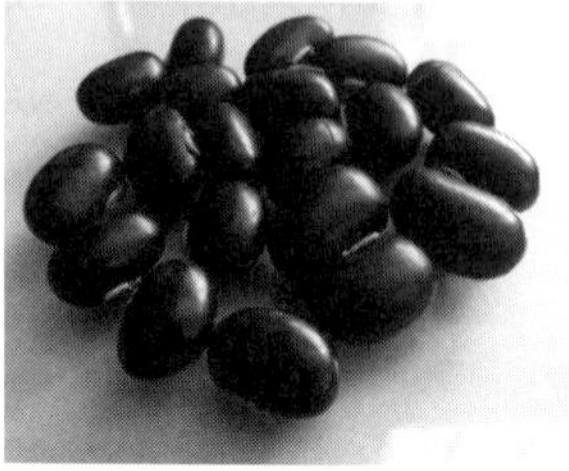
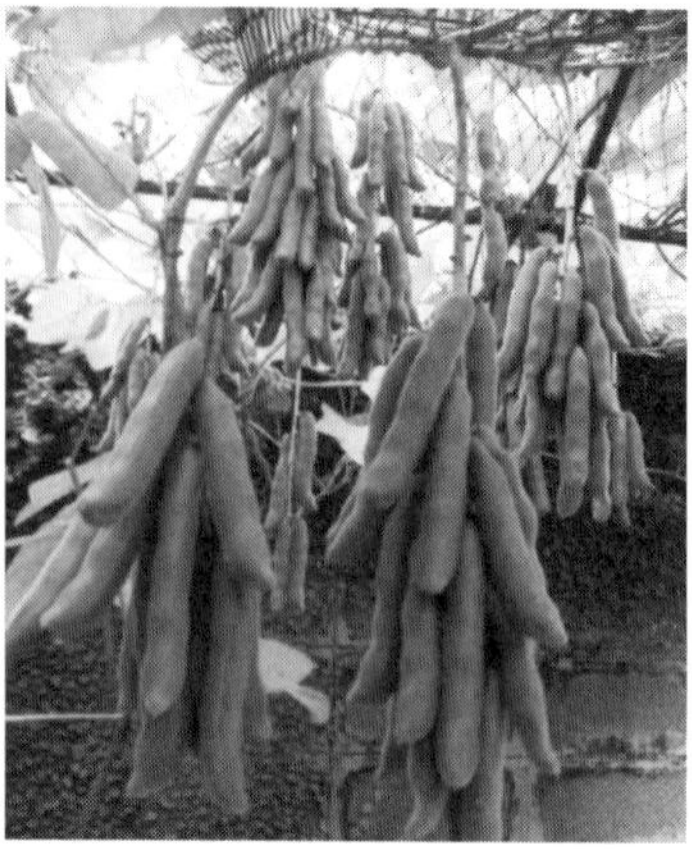

豆科の植物であるムクナは脳に働きかける作用を持つ

「強壮剤と強精剤の両方の働きがあります。精も強くするし、体を剛健にもします」

実際に飲まれた方の話は御社に届いているんですか？

「年配の人ほど効いたという声は多いですね。伊勢丹のメンズ館に、ムクナを使った、いい値段のサプリメントが置いてあるんですよ。迷わずにそのまま買っていく人が何人もいるんだそうです。お金に糸目をつけない人だから。評判がいいらしいです」

さすが伊勢丹ユーザー。高くても買うってことは効くんですね。

「このムクナとトンカットアリ、アメリカ人参を含有したサプリメントを、手頃な値段で販売している会社もありますよ」

闘争心に火をつけろ

脳が男性ホルモンを制御しているのは、直感的によくわかる。男性ホルモンの上下と気分の上下がリンクするのは、とても理にかなっている。

だから逆に無理矢理でもやる気を出せば、男性ホルモンが出てくるはずだ。

「そうですね。だから、EDの治療に、ボクシングのような格闘技をやらせるというのをお医者さんがやるんです。闘争的なスポーツで男性脳に戻る」

やっぱり闘争本能が上がると、男性ホルモンが出てくる。

「今は、どちらかというと女性のほうがキックボクシングやプロレスを観に行っちゃう。昔は男性が見るものでしたけど、今は女性ばっかりになっちゃってますから。草食男子って言ってるからやっぱりダメなのかなって思いますね」

ドーパミンが関わっているということは、勃起障害の人はセックスしてもあまり楽しくないんでしょうか？

「報酬系なのでね。セックスするのも、報酬系というか、やると気持ちいいというのが頭で学習されてるからするんであって、それがなかったらやらないですからね」

たとえば、ムクナをずっと続けて摂っていると、ドーパミン量が増えて、より気持ちよくなるとか、そういうこともありますか？

「それはあり得ます。そういう面では量というのはありますけどね。ムクナの場合は比較的安全です。大量にずーっと食べない限りは大丈夫です」

生薬は薬用酒が効く！

よくある薬用酒。あれも効くのか効かないのか、飲んでもあまりわからない。

「かなり量を使わないと効果は出ませんね。クコ酒はよく効きますが、酒とクコが同じ量というイメージで作ったやつでないと」

クコは赤い小さな実ですね。不老長寿の果実だとか。

「酒だと、ひたひた、くらいにしていただきたいかな。クコを瓶にびっしり入れたら、酒がその上にちょっとだけ浮くぐらい。それくらいやっぱり入れないと効かないですね。それぐらい入れると、お猪口一杯でも効きます」

クコは中華食材の店なら1キロ単位で売ってますからね。やってみたらいいかもしれない。

「アルコール度数はちょっと高いほうがいいです。40〜50度ですね。度数が低いのだと、抽出があまり良くない」

クコ酒に即効性はあるんですか？

「あまり即効性はないです。毎日飲む感じです」

マムシ酒やハブ酒はどうですか？

「ハブ酒とかもね、どちらかと言うと、強壮剤より血流です。体をあっためるものなので。元々あれは、中国人が冬に食べて、血中のめぐりを良くするためなので。強壮剤とはちょっと違うんです、実は。そういう面では、イカリソウはそっちのもの、それだけのものです」

イカリソウも酒に漬けたらいい？

「イカリソウは単独だと効果はいまいちです。そこに強壮的なものも足さないと、イカリソウ単独だとちょっと弱い」

酒に漬けるのがいいんですか？

「作用としては、植物の粉末そのまま飲むのが一番弱い。その次が、煎じ。一番強いのが酒にすることなんですよ、実は」

薬用酒が一番効くんだ。

「吸収をよくしたいなと思ったら、酒と一緒に飲んでもいいかという感じです」

酒と飲むと効くんですね。

「漢方の有名な滋養強壮薬に八味地黄丸があります。強壮剤ですが、原典では酒と一緒に飲むんです。本当は丸剤をお酒と一緒に飲むんです」

頻尿とか前立腺肥大に効くというお薬ですね。

酒と飲んで大丈夫なんですか？。

「本当はその方が効き目が出るんです。あれを日本酒とか、強い酒というよりは蒸留酒のほうがいいんですけど、それと一緒に飲むようにと中国の原典ではなってます」

おわりに

日本に媚薬はあるのか。ロクジョウにしてもイカリソウにしても、中国伝来の秘伝秘薬のたぐいだろう。トンカットアリもムクナも南方の植物で、日本に輸入されるようになったのは最近のことだ。

寿司、天ぷらのような日本古来の精力剤、強精剤、媚薬というものはないのか。『江戸の媚薬術』（渡辺信一郎／新潮選書）によると、オットセイやサンショウウオ、ナルコユリを煎じた黄精、八味地黄丸として今に残る地黄などを使っていたのだそうだ。さすが歌麿の国、やることはやっていた。今も精力ドリンクの成分表にオットセイが見られるのは、当時の名残なのか。

皇漢薬品研究所の早川氏の恩師、近畿大学教授の久保道徳氏は、十数年をかけて、途絶えていた瓊玉膏《ケイギョクコウ》という幻の精力剤を再現することに成功した。

『東医宝鑑《とういほうがん》』という韓国・漢方医学の古典や中国・明代の『寿世保元』などに登場する。江戸時代に将軍家も愛用し、あの鬼平犯科帳の火付盗賊改方長官・長谷川平蔵が怪我をした時、将軍から下賜されたほどの薬なのだ。

この薬、使うのはすべて生薬。生の地黄を絞り、その汁で人参や茯苓、クコ、ハチミツなどの生薬を煮るという。煮詰めて煮詰めて、グツグツと煮詰めると最後は真っ黒な蜜のようなペーストになる。それが瓊玉膏。

その効用は〝塡精補髄〟、精を塡し、髄を補う、まさに強精薬。

北海道に独自の薬草園を作り、製造していたが、薬事法の改正に伴って販路を失い、再び幻の薬となってしまった(現在、同名の商品を販売している漢方薬局もあるので、権利関係の詳細は不明)。

夢なんだなと思う。

若くありたい。いつまでも若く、健康でありたい。

髪が抜け、腹が出て、20才の頃の自分が、お金では買えない宝石のようにきらめく時間に生きていたことに気がつく。終わって初めて青春に後悔するというが、別にあの頃の無知で傲慢な若者に戻りたいわけではない。欲しいのは若さだけだ。100キロだって走れそうな、内側から爆発する元気を感じたいだけだ。

それをもしかしたら可能にするかもしれないのが、男性ホルモンをめぐる西洋と東洋の研究なのだ。

『江戸の媚薬術』によると、江戸には四ツ目屋という今で言うアダルトショップがあったそうである。そこで売られていた『女悦丸《ニョエツガン》』は、女性の陰部に塗り込むと「淫水流れてごぼごぼと鳴り出し、衣の袖を抱きしめて『ああ、よい気味や。たとへ一夜で死んでも大事ない……（略）』」（同書）と強烈。

他にも『蝋丸』、『寝乱髪』や『床の海』などの閨房秘薬が売られていたという。飲めばとろりとしなだれかかり、塗ればシーツが海のよう。

これもまた夢、男の夢。

いずれこちらのファンタジーも追いかけてみたい。

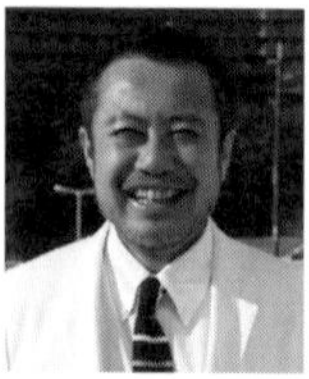

◉ 監修者プロフィール

久末伸一（ひさすえ・しんいち）

医師
社会医療法人社団 木下会 千葉西総合病院
泌尿器科 部長、結石治療センター長、ロボット手術センター長

1995年札幌医科大学卒業。2002年に札幌医科大医学部大学院学位取得。勤務先の病院で男性更年期障害や性機能などに悩む患者さんの治療にあたる。現在は千葉西総合病院で泌尿器科部長を勤め、メンズヘルス外来を担当。また前立腺がんや腎がんに対するロボット支援手術、特に勃起能の温存を目指したロボット支援神経温存根治的前立腺摘除術に積極的に取り組んでいる。

＜資格＞
泌尿器科専門医・指導医
泌尿器科学会　腹腔鏡技術認定医
内視鏡外科学会　技術認定医
ICD制度協議会　インフェクションコントロールドクター
がん治療認定医
性機能学会専門医
インテュイティブ・サージカル　ロボット(da Vinci)手術認定医
泌尿器ロボット支援手術プロクター（指導医）

＜専門の病気＞
メンズヘルス(男性更年期障害など）／性機能障害／泌尿器感染症／泌尿器科
腹腔鏡手術・ロボット支援手術

＜所属＞
日本泌尿器科学会(専門医・指導医)
日本性機能学会(専門医・評議員・EDガイドライン作成委員)
日本癌治療学会(がん治療認定医)
日本泌尿器内視鏡学会(泌尿器腹腔鏡技術認定医)
日本内視鏡外科学会(泌尿器腹腔鏡技術認定医)
日本感染症学会(ICD認定医)
日本メンズ・ヘルス医学会(評議員)
日本抗加齢医学会(評議員)
日本アンドロロジー学会
日本排尿機能学会
米国泌尿器科学会(International member)
国際泌尿器科学会
国際性機能学会 (Education committee member, "Journal of Sexual Medicine"Editorial board, "Sexual Medicine" Associate editor)

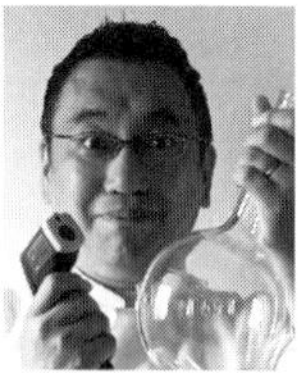

◉ 著者プロフィール

川口友万（かわぐち・ともかず）

サイエンスライター

1966年生まれ。著書に「媚薬の検証」（データハウス）、「飛び出せ！ 男の科学くん」（ぶんか社）、「みんなのためのストレスチェック制度明解ハンドブック」（双葉社）、「ビタミンCは人類を救う!!」（学研パブリッシング）、「ラーメンを科学する」（カンゼン）など多数。テレビ・ラジオへの出演や講演も多い。

参考文献

「男はなぜ女より短命か」（熊本悦明・実業之日本社）
「男こそアンチエイジング」（伊藤和弘・日経ＢＰ社）
「男をパワーアップさせる秘薬・秘術」（大久保忍・ＫＫロングセラーズ）
「生まれ変わる本　驚異の薬用酒」（坂巻公男・広済堂）
「江戸の媚薬術」（渡辺信一郎・新潮社）

本書を最後までお読みいただきまして
ありがとうございました。

本書の内容についてご質問などございましたら、
小社編集部までお気軽にご連絡ください。

平原社編集部
TEL:03-3219-5861

ムスコのこと　男性ホルモンと勃起力の強化書

二〇一八年七月二日　第一版第一刷発行

監修　久末伸一
著者　川口友万
発行人　渡辺勉
発行所　株式会社　平原社
東京都千代田区神田司町二－十五（〒一〇一－〇〇四八）
電話　〇三－三二一九－五八六一
FAX　〇三－三二一九－五八六五
印刷所　株式会社シナノ

ISBN978-4-938391-64-5